DIGIUNO E LONGEVITÀ

Nutrire il corpo per una vita lunga e sana

*La nostra missione è di offrire a tutti
l'opportunità di una vita lunga e sana*

Fondazione Valter Longo

INDICE

PREMESSA

La Fondazione Valter Longo Onlus è stata fondata in Italia nel 2017 dal Professor Valter Longo, Ph.D, Direttore dell'Istituto di Longevità della School of Gerontology presso la University of Southern California (USC) a Los Angeles e Direttore del Programma di Oncologia e Longevità presso l'IFOM di Milano. Il Professor Longo è stato inserito dalla rivista americana "Time" nella lista dei 50 personaggi più influenti del 2018 nell'ambito della salute ed è conosciuto in tutto il mondo per l'ideazione della "dieta mima-digiuno" e per il suo best-seller mondiale: "La dieta della longevità". Nel 2021 la rivista scientifica americana "Science" lo ha definito un pioniere nel campo della nutrizione e del cancro.

La Fondazione Valter Longo Onlus è un'organizzazione non-profit che ha lo scopo di promuovere, implementare e ottimizzare una longevità sana e sostenibile per se stessi, per gli altri e per l'ambiente. Questo percorso in direzione di longevità e salute inizia già da bambini e continua durante l'intero ciclo di vita, al fine di creare un corretto stile di vita e poter vivere al meglio così da prevenire diversi tipi di gravi patologie, tra le quali tumori, diabete, obesità, malattie cardiovascolari, autoimmuni come il Morbo di Crohn e neurodegenerative come l'Alzheimer.

La missione del suo fondatore e della Fondazione è di offrire indistintamente a tutti l'opportunità di una vita lunga e sana. Per raggiungere i suoi obiettivi istituzionali, la Fondazione dedica quotidianamente i propri sforzi sia dal punto di vista preventivo che terapeutico a:

- la promozione, il finanziamento e lo svolgimento diretto e immediato di assistenza sanitaria e sociale e di consulenza in ambito nutrizionale, sulla base di dati scientifici certi, al fine di curare, prevenire o supportare le persone affette da diverse patologie e che vivono in una particolare condizione di emergenza o di disagio psichico, fisico ed economico e allo scopo di offrire una guida a tutti coloro che desiderano perseguire una longevità sana;

- la sensibilizzazione e l'educazione del pubblico di tutte le età sui temi connessi alla nutrizione e a uno stile di vita corretto e salutare basandosi su dati scientifici.

Il libretto *"Digiuno e longevità. Nutrire il corpo per una vita lunga e sana"* nasce proprio dal desiderio di educare e sensibilizzare riguardo l'invecchiamento, la longevità, nutrizione, prevenzione e il trattamento delle malattie per offrire informazioni utili e pratiche e strumenti concreti per compiere scelte consapevoli e vivere sani e a lungo.

Questo libretto persegue questo scopo e il piccolo contributo richiesto sosterrà la Fondazione Valter Longo e i suoi programmi gratuiti per tutti noi, per i pazienti che si trovano in una condizione di salute ed economica critica, per le scuole, bambini e ragazzi, famiglie e docenti, per i centri per le persone con disabilità e la terza e quarta età, oltre che per le donne che intraprendono un percorso di uscita dalla violenza.

Ti ringraziamo per questo tuo contributo e ti chiediamo di sostenerci seguendo le nostre attività e diffondendole per perseguire la nostra missione di offrire a tutti l'opportunità di una vita lunga e sana. "Aiutaci ad aiutare". Grazie!

Fondazione Valter Longo Onlus

INTRODUZIONE

Il digiuno rappresenta una pratica millenaria che implica la volontaria rinuncia all'assunzione di cibo per un determinato periodo di tempo. Questa tradizione ha profonde radici culturali, religiose e terapeutiche diffuse in numerose aree del mondo e può variare considerevolmente in termini di scopi, durata e modalità. Nel corso dei secoli, il digiuno è stato e continua ad essere adottato per una varietà di motivi tra cui ragioni spirituali, miglioramento della salute, controllo del peso, esercizio di autodisciplina e anche per trattamenti medici in determinate circostanze.

Dal punto di vista religioso, il digiuno è spesso associato a periodi di purificazione, riflessione e devozione. Molte religioni tra cui l'islam, il cristianesimo, l'ebraismo, il buddhismo e l'induismo includono il digiuno come parte integrante delle loro pratiche rituali in diverse forme.

Oltre al suo significato religioso, il digiuno ha suscitato interesse per i potenziali benefici sulla salute.

Il digiuno periodico, ad esempio, può contribuire a:

- migliorare il metabolismo, cioè l'insieme delle reazioni biochimiche che producono l'energia necessaria e che consentono al nostro organismo di funzionare in modo tale che l'organismo possa crescere e rinnovarsi;
- promuovere la perdita di peso;
- aumentare la sensibilità all'insulina, un ormone prodotto dal pancreas che abbassa i livelli di glucosio (zucchero) nel sangue poiché permette al glucosio di entrare all'interno delle cellule dove viene usato per ricavare energia;
- offrire un sostegno nella prevenzione e nel trattamento di malattie croniche come, ad esempio, il diabete, il cancro e le malattie cardiovascolari.

Attualmente, il forte interesse nei confronti del digiuno riguarda la sua capacità di rallentare l'invecchiamento nella maggior parte delle specie e di proteggere da varie malattie, tra cui malattie neurodegenerative, disturbi metabolici e cancro.

Tuttavia, le opinioni degli esperti in merito talvolta variano. Pertanto, la pratica del digiuno dovrebbe essere affrontata con cautela, soprattutto in caso di preesistenti problemi di salute. È, infatti, importante notare che il digiuno non è adatto a tutti e che le persone dovrebbero prendere in considerazione la loro situazione individuale, condizioni mediche e consultare un/a professionista della salute prima di intraprendere qualsiasi tipo di digiuno.

Lo scopo di questo libretto è proprio quello di offrire un breve compendio e un punto di riferimento per il grande pubblico. L'obiettivo è di definire i vari protocolli che hanno a che fare con restrizioni alimentari e digiuni, descrivendo in maniera dettagliata i meccanismi molecolari, cellulari e metabolici che entrano in gioco. Inoltre, sulla base degli articoli scientifici più aggiornati e tramite l'esperienza clinica con i pazienti e le pazienti della Fondazione Valter Longo, grazie anche alla formazione diretta dei professionisti e delle professioniste da parte del Professor Longo, vengono descritti gli approcci nutrizionali applicati alle varie patologie legate all'invecchiamento, come cancro, diabete, malattie cardiovascolari, autoimmuni e neurodegenerative.

In sintesi, il digiuno è un argomento complesso che abbraccia aspetti culturali, religiosi, di salute e di autodisciplina. La sua ricca storia e le sue multiple sfaccettature lo rendono un argomento di interesse e dibattito in molte comunità e discipline. Per questo motivo, la Fondazione Valter Longo ha dedicato questo nuovo libretto della serie "Nutrizione, salute e longevità" a questo argomento affascinante e interessante per la salute di tutti noi.

IL DIGIUNO IN NATURA

Negli ultimi anni, il digiuno ha suscitato un crescente interesse come approccio terapeutico nell'ambito dell'alimentazione, grazie al suo ruolo nella regolazione di meccanismi intracellulari legati all'invecchiamento, del microbiota intestinale, ovvero l'insieme di microrganismi che abitano il nostro intestino, e nei processi legati ai cicli giornalieri come il sonno e la veglia che nel complesso sono noti come ritmi circadiani. Nonostante l'interesse scientifico crescente negli ultimi anni, è importante notare che il digiuno è una pratica che esiste da sempre, con esempi presenti in natura.

Esistono infatti diversi animali che si sono evoluti e adattati per affrontare condizioni estreme, tra cui l'assenza di cibo e acqua, per lunghi periodi di tempo a causa dei loro cicli di vita o dell'ambiente in cui vivono. Ecco, di seguito, alcuni esempi.

1. **Cammello**: i cammelli sono noti per la loro capacità di sopravvivere senza cibo e acqua per affrontare lunghe distanze nel deserto. Possono conservare l'acqua nel loro corpo e utilizzarla gradualmente durante i periodi di digiuno.

2. **Pinguino imperatore**: durante la stagione riproduttiva, i pinguini imperatori maschi si radunano in grandi colonie e incubano le uova mentre le femmine vanno in mare aperto per nutrirsi. Questi maschi possono digiunare per oltre due mesi, sopravvivendo grazie alle riserve di grasso accumulate.

3. **Rondine**: alcune specie di rondini migrano a lunghe distanze tra il loro luogo di nidificazione e le aree dove trovano il cibo. Durante le migrazioni, possono attraversare l'oceano senza cibo per giorni o addirittura settimane.

4. **Tartaruga marina**: le tartarughe marine possono affrontare periodi di digiuno quando migrano o durante i periodi in cui sono colpite da condizioni climatiche sfavorevoli. Le loro riserve di grasso forniscono loro energia durante questi periodi.

5. **Insetti come l'afide**: gli afidi sono noti per il loro adattamento a digiuni prolungati. Possono ridurre il loro metabolismo basale, cioè le kcal che consumano a riposo, solo per mantenersi in vita e sopravvivere senza cibo per diversi giorni.

6. **Orso bruno**: gli orsi bruni si preparano per l'inverno accumulando riserve di grasso durante l'estate e l'autunno. Durante l'ibernazione invernale, riducono il loro metabolismo e vivono delle riserve di grasso accumulate senza mangiare.

7. **Artemia salina**: nota come **scimmia di mare**, è un piccolo crostaceo con un "serbatoio d'acqua" che può resistere a lunghi periodi di disidratazione grazie ai suoi adattamenti biochimici e alla capacità di entrare in uno stato di criptoanabiosi, ossia la capacità di ravvivarsi dopo un periodo di morte apparente o vita latente.

Questi esempi illustrano come diversi animali abbiano sviluppato strategie per affrontare il digiuno per sopravvivere nelle loro specifiche condizioni ambientali o cicli di vita.

IL DIGIUNO NELLE RELIGIONI

Per gli esseri umani, così come per i primati che li hanno preceduti, il digiuno periodico prolungato è stata una pratica comune nel corso dei secoli. Questo è dovuto a diversi fattori, tra cui la mancanza di cibo dovuta a condizioni climatiche o stagionali, la difficoltà nel procurarsi risorse alimentari e la competizione con altri individui o specie per il cibo.

In seguito, il digiuno è diventato una scelta volontaria, spesso ispirata dalle tradizioni religiose che richiedevano l'astensione dal cibo come mezzo di purificazione sia per il corpo che per l'anima. Infatti, la pratica del digiuno è diffusa in molte religioni. Tuttavia, nel corso del tempo, alcune di queste pratiche sono state modificate o abbandonate, sebbene il loro significato spirituale possa ancora essere presente in alcune forme o contesti religiosi.

Ad esempio, i musulmani praticano il Ramadan, un mese in cui non mangiano e non bevono nulla durante tutto l'arco della giornata, per poi alimentarsi dal tramonto alla successiva alba, oltre a praticare diversi riti religiosi e preghiere.

I cristiani in passato praticavano oltre un mese di severa restrizione calorica, ossia il periodo di Quaresima, che terminava con una settimana di digiuno vero e proprio a sola acqua. Anche questa pratica si è modificata nel corso del tempo o è stata abbandonata dai fedeli.

Nella religione ebraica, come ulteriore esempio, è d'uso un solenne periodo di digiuno durante l'annuale Giorno dell'Espiazione o Yom Kippur (dal tramonto del giorno precedente a un'ora dopo il tramonto del giorno di Yom Kippur), accompagnato da preghiere e meditazione, per esprimere ravvedimento verso eventuali errori commessi o dimostrare la serietà dell'impegno assunto verso Dio.[1]

Per il Buddhismo il digiuno è una forma di disciplina interiore, che serve a liberare la mente e a raggiungere un più alto livello di spiritualità, e viene praticato in periodi di meditazione intensiva nel corso di ritiri spirituali.

Nell'ambito delle varie credenze, filosofie, dottrine e riti nell'area dell'India, che erano state definite in passato come Induismo, il digiuno è una pratica connessa alla purificazione per avvicinarsi alla divinità e viene attuato in giorni fissi del mese o della settimana. Per esempio, i fedeli di Shiva digiunano il lunedì. Si digiuna anche durante i festival e le festività, per esempio, molti praticano il digiuno durante il mese di Śravaṇa (luglio/agosto o agosto/settembre, a seconda del calendario).

Nel Taoismo esiste una sorta di digiuno, chiamato "bigu", che comporta l'astensione dai cereali quale metodo di purificazione e si basa sull'idea che questo permette di divenire longevi ed eventualmente immortali.[2]

Ulteriori forme di digiuno presenti a vario titolo in tante altre religioni riguardano ad esempio gli antichi greci, che praticavano il digiuno prima di consultare gli oracoli,[3] o gli sciamani africani, che praticano tuttora forme di digiuno durante i riti per contattare gli spiriti.[4]

Questi periodi di purificazione sono pratiche che hanno influenzato la nostra storia e non rappresentano certo una novità o una nuova moda. Evidentemente sono pratiche efficaci, che già gli antichi praticavano riscontrandone gli effetti benefici e presumibilmente anche sicure.

INVECCHIAMENTO, MALATTIE E IL RUOLO DEL DIGIUNO

Prima di entrare nei dettagli tecnici degli approcci nutrizionali legati al digiuno, è essenziale comprendere il ruolo dei nutrienti nell'invecchiamento. Una volta che si ha una chiara conoscenza dei meccanismi molecolari che influenzano il processo di invecchiamento e di come questi possono essere modulati da nutrizione e digiuno, diventa più intuitivo capire come gestire la propria alimentazione, i metodi e i tempi del digiuno per ottimizzare la salute e perseguire una longevità sana.

L'invecchiamento è un fenomeno naturale che coinvolge l'insieme di modifiche che avvengono nel corso del tempo ed è un processo inevitabile nella vita di ogni individuo.

In alcuni casi, l'esperienza acquisita nel corso degli anni può portare a miglioramenti significativi, sia dal punto di vista fisico che mentale. Ad esempio, gli atleti esperti possono trarre vantaggio dall'accumulo di esperienza e allenamento nel corso degli anni, migliorando le proprie prestazioni nello sport. Inoltre, la maturità mentale e l'acquisizione di conoscenze nel corso della vita possono portare a una maggiore saggezza e capacità di risolvere problemi.

Tuttavia, è vero che il processo di invecchiamento è spesso associato a cambiamenti fisici e funzionali che possono influire negativamente sul benessere e sul normale funzionamento dell'organismo umano. Questi cambiamenti possono includere la diminuzione della forza muscolare, la perdita di densità ossea, la riduzione delle capacità cognitive e l'insorgenza di condizioni di salute legate all'età.

Nel corso dei secoli, gli scienziati hanno proposto diverse teorie per cercare di spiegare il processo di invecchiamento. Tra queste, spicca la **teoria dell'evoluzione di Darwin e Wallace**, che evidenzia il ruolo della selezione naturale nel preservare gli individui capaci di generare prole sana, mentre vengono eliminati coloro che non sono più in grado di farlo. Questi due scienziati furono i primi a suggerire che l'invecchiamento e la morte fossero processi programmati, sebbene senza poterne fornire una dimostrazione.

Inoltre, la **teoria del corpo "spendibile" di Kirkwood** afferma che gli organismi investono le proprie risorse, cioè energia e vitalità, principalmente nella riproduzione, considerando il corpo come una risorsa genetica "spendibile" fino a quando continua a generare prole. Di conseguenza, gli individui mantengono salute e vitalità solo fino a quando possono trasmettere i loro geni attraverso la procreazione. Quando questo contributo riproduttivo si riduce e scompare, il corpo diventa "spendibile" e le risorse diminuiscono e vengono ridirezionate altrove: non più nella riproduzione, ma per esempio nel mantenimento delle funzioni vitali e nella sopravvivenza dell'individuo.

Altre teorie, come quella dei **radicali liberi**, sostengono che le molecole ossidanti, come l'ossigeno, danneggino le cellule, le proteine e il DNA, contribuendo così all'invecchiamento.

L'analisi dell'invecchiamento su cui si fondavano queste teorie partiva dalla comprensione dei meccanismi legati a questo processo e alle conseguenze per l'organismo. Fino a ora, le teorie si erano quindi focalizzate principalmente sul deterioramento e sull'invecchiamento che inizia intorno ai 40-50 anni. Tuttavia, recentemente, la prospettiva è cambiata. Al fine di capire come invecchiamo, è anche essenziale studiare la fase precedente, la giovinezza, per comprendere come prolungare questa fase della vita e vivere più a lungo e in salute.

LO STUDIO DELLA GIOVINEZZA

Per mantenere un corpo giovane e funzionale, è essenziale che esso sia programmato per durare più a lungo. A tal fine, vengono attivati processi di protezione, riparazione e sostituzione. Quali sono? Per realizzare l'analisi scientifica di questi processi è emerso un nuovo campo di ricerca denominato **"Iuventologia"**.

La Iuventologia, convalidata recentemente dalla comunità scientifica attraverso uno studio pubblicato sulla rivista scientifica "Aging Cell", propone il concetto di **"youthspan"**, un periodo di vita in cui l'organismo è giovane, sano e funziona in modo efficiente. Questo campo di ricerca mira proprio a esaminare i meccanismi che regolano questo "youthspan", prolungano il periodo della vita in salute e mantengono la giovinezza. Come? Attraverso quella che viene definita "longevità programmata".

LA LONGEVITÀ PROGRAMMATA

La "Iuventologia" può fornire preziose informazioni per identificare strategie che rallentano il processo di invecchiamento senza compromettere il nostro benessere. In questo contesto, emerge la teoria della **"longevità programmata"**, sviluppata dal professor Valter Longo, che ha raccolto prove sperimentali significative e le ha pubblicate sulla rivista scientifica "Nature Review Genetics", ispirandosi agli studi di Darwin e Wallace.[5]

Secondo questa teoria, è possibile rallentare l'invecchiamento, facendo in modo che il declino inizi solo dopo i 60-70 anni, invece dei 40-50 anni, come comunemente osservato. La longevità programmata rappresenta una strategia biologica evoluta per migliorare la salute e allungare la vita attraverso meccanismi di protezione e rigenerazione. Per comprendere come possiamo mantenere una condizione giovane e sana, è fondamentale acquisire una conoscenza approfondita dei meccanismi che regolano la longevità, in particolare studiare i geni che regolano l'invecchiamento e la longevità.

Mentre il nostro patrimonio genetico è in gran parte inalterabile, esistono strategie praticabili per promuovere effetti protettivi, rigeneranti e ringiovanenti che possono contribuire a garantirci una vita lunga e in buona salute. Queste strategie, come vedremo in maniera approfondita in seguito, si concentrano principalmente sulla promozione di **piani alimentari equilibrati ed esercizio fisico,** che possono preservare la salute del nostro corpo per un tempo più prolungato.

In questo libretto, inizieremo esaminando la ricerca relativa all'invecchiamento per poi concentrarci sulle strategie per rallentarlo.

LE RICERCHE SCIENTIFICHE SULL'INVECCHIAMENTO

Numerosi scienziati in tutto il mondo hanno dedicato e continuano a dedicare le loro energie alle indagini sui processi di invecchiamento. Inizialmente, molte ricerche venivano condotte su topi* (cfr. Appendice: Disclaimer - Agli attivisti degli animali) e molte sperimentazioni venivano fatte sull'uomo, ma la complessità di tali organismi rendeva difficile identificare rapidamente i geni responsabili dell'invecchiamento e comprenderne i meccanismi d'azione.

Di conseguenza, l'attenzione si è spostata verso organismi monocellulari, come il lievito da panificazione noto come *Saccharomyces cerevisiae*. Questo organismo, composto da una singola cellula, offre la vantaggiosa possibilità di essere facilmente reperito, studiato e soggetto a modifiche genetiche. Grazie alla ricerca sulla "vita cronologica del lievito", è stato possibile identificare i geni chiave che influenzano l'invecchiamento.[6]

Valter Longo, basandosi sullo studio del *Saccharomyces cerevisiae*, ha effettuato scoperte significative. Ha notato che "affamando" il lievito, spostandolo da un ambiente ricco di zuccheri e nutrienti a un ambiente con sola acqua, la vita del lievito raddoppiava. Inoltre, ha identificato lo zucchero come il principale nutriente responsabile dell'invecchiamento, poiché attiva i geni "pro-invecchiamento" Ras e PKA, mentre disattiva fattori ed enzimi protettivi contro di esso. Questi fattori sono chiamati antiossidanti poiché contrastano l'ossidazione, cioè lo squilibrio tra la produzione di radicali liberi reattivi e la capacità dell'organismo di neutralizzarli.

Successivamente si è scoperto in che modo il nostro corpo utilizza lo zucchero (ovvero si è scoperta la 'via metabolica dello zucchero') e come questo è coinvolto nel processo di invecchiamento.

In questo processo è coinvolto anche l'ormone della crescita, che gioca un ruolo fondamentale. L'ormone della crescita (GH, dall'inglese *Growth Hormone*) svolge diversi ruoli nel corpo, tra cui: regolare lo sviluppo e la crescita durante l'infanzia, influire sul metabolismo e sull'invecchiamento.

Queste scoperte hanno successivamente stimolato la ricerca verso animali modello più complessi, come i vermi, conducendo all'identificazione di altri geni che influenzano il processo di invecchiamento. Tra questi geni si includono Daf-2 e Tor-S6K.[7]

LA STRATEGIA MOLECOLARE PER ALLUNGARE LA VITA SANA

Le scoperte effettuate su lieviti e vermi hanno portato alla convinzione che gli organismi viventi condividono una strategia molecolare simile per rallentare l'invecchiamento. Questa idea è stata successivamente confermata da studi condotti su topi in laboratorio. Infatti, è emerso che gli stessi geni e le stesse vie metaboliche che influenzano la longevità negli organismi semplici, come i lieviti, svolgono un ruolo significativo anche nei mammiferi, tra cui i topi, ma anche nell'uomo, nel proteggerli dalle malattie associate all'invecchiamento.

In particolare, alla base dei meccanismi che portano alla comparsa di malattie legate all'invecchiamento, abbiamo l'ormone della crescita, ormone che promuove una maggiore e più rapida crescita delle cellule e dell'organismo in generale.

Un esempio significativo arriva da uno studio condotto in Ecuador su individui affetti da una rara sindrome che comporta una statura inferiore rispetto alla media, la sindrome di Laron, caratterizzata dalla mancanza del recettore dell'ormone della crescita.[8] Questi individui hanno dimostrato una straordinaria bassa incidenza di malattie come diabete e tumori, nonostante uno stile di vita poco salutare e un'alimentazione sregolata. Alla base di queste malattie c'è, quindi, proprio l'ormone della crescita. Siccome in questi individui esso è difettoso, non crescono in statura e non sviluppano alcune malattie.

Questa evidenza ha confermato che le mutazioni del recettore dell'ormone della crescita proteggono gli individui dalla comparsa di malattie legate all'invecchiamento, sia in organismi semplici come i lieviti, sia in organismi più complessi, come l'uomo.

INTERVENIRE DIRETTAMENTE SULL'INVECCHIAMENTO

La caratterizzazione, cioè il processo di identificazione, descrizione e analisi dettagliata, delle vie metaboliche e dei geni che regolano la crescita e l'invecchiamento, ottenuta grazie a decenni di ricerca scientifica, ha permesso di identificare l'invecchiamento stesso come il principale fattore di rischio responsabile dell'insorgenza delle malattie che portano alla morte, come i disturbi cardiovascolari, i tumori e le malattie neurodegenerative come l'Alzheimer. Il principale fattore di rischio per lo sviluppo di malattie mortali è dunque l'età; quindi, una delle strategie più efficaci per migliorare la salute e prolungare la vita è intervenire direttamente su tale processo.

L'approccio di prevenire e trattare malattie specifiche una alla volta, noto come "un disturbo alla volta", è un processo complesso e spesso meno efficace perché ha un potere limitato nel prolungare la salute a 360°. Ad esempio, si è stimato che, considerando un'aspettativa di vita media di 80 anni per gli esseri umani, la cura completa dei tumori o delle malattie cardiovascolari potrebbe prolungare la vita di circa 4-5 anni. Aggiungendo la cura del diabete, si potrebbe estendere la vita di circa 14 anni. Solo rallentando il processo di invecchiamento potremmo aspirare a prolungare la vita di almeno 30 anni, portando l'aspettativa di vita a oltre 100 anni, mantenendo una buona salute.[9]

Gli scienziati stanno quindi cercando di scoprire i meccanismi coinvolti nel processo di invecchiamento, poiché intervenendo su di essi potrebbero essere in grado di prolungare la durata della vita umana in modo significativo. Vediamo come di seguito.

COME I NUTRIENTI INFLUENZANO IL METABOLISMO

Diversi studi scientifici hanno dimostrato come zuccheri e amminoacidi (i mattoncini che permettono la costruzione di proteine) influenzano i geni associati all'invecchiamento: GH-IGF-1, Tor-S6K e Ras-PKA.[10]

Le proteine animali aumentano i livelli del fattore di crescita IGF-1, che è strettamente correlato a proliferazione cellulare incontrollata e di conseguenza invecchiamento e predisposizione alla comparsa di tumori. Inoltre, proteine e amminoacidi, come la leucina, possono attivare i geni Tor-S6K, anch'essi coinvolti nell'invecchiamento. D'altro canto, gli zuccheri, come i carboidrati semplici, attivano i geni Ras-PKA, contribuendo anch'essi all'accelerazione dell'invecchiamento. La combinazione di zuccheri e proteine nella dieta quotidiana, se assunti in eccesso, può massimizzare l'attivazione di molecole che contribuiscono alla degenerazione dell'organismo.

Questi risultati scientifici sono il frutto del duro lavoro di genetisti e biologi molecolari di prestigiose università e istituti di ricerca, tra cui UCLA (University of California Los Angeles - USA), USC (University of Southern California - USA), UCSF (University of California, San Francisco - USA), MIT (Massachusetts Institute of Technology - USA), Harvard University (Boston - USA), Brown University (Providence - USA) e UCL (University College London - UK).

È quindi fondamentale continuare la ricerca scientifica per comprendere come l'alimentazione possa influenzare e regolare questi geni, allo scopo di riprogrammare e ottimizzare la longevità del corpo umano.

COSA MANGIARE (E NON MANGIARE) PER UNA VITA LUNGA E SANA

Il concetto che "siamo ciò che mangiamo" è stato esposto in passato da filosofi come Ludwig Feuerbach e da medici come Ippocrate, il quale sosteneva che il cibo può fungere da medicina. Questi pensatori riconoscevano l'importanza cruciale dell'alimentazione per la nostra salute.

Il cibo, infatti, agisce come il nostro combustibile vitale e la scelta di adottare un approccio attento e salutare nella sua selezione può produrre effetti benefici per il nostro organismo. D'altra parte, optare per il cibo spazzatura, noto come "junk food", può mettere a rischio il nostro benessere generale. Questa consapevolezza sottolinea l'importanza fondamentale di adottare un regime alimentare sano e bilanciato.

Se desideriamo garantirci una vita sana e duratura, ci sono una serie di pratiche che possono rivelarsi estremamente utili. Prima di tutto, se le nostre abitudini alimentari sono disordinate, è fondamentale migliorare la nostra dieta orientandoci verso un approccio salutare. In generale, è consigliabile seguire le indicazioni di esperti medici e nutrizionisti che possono guidarci verso un piano alimentare ben ponderato, personalizzato e basato su ricerche e studi clinici.

Oltre a mantenere un controllo adeguato del peso e della distribuzione del grasso corporeo attraverso la pratica quotidiana della Dieta della Longevità (cfr. "Conclusioni" di questo libretto e il libro "La dieta della longevità" di V. Longo)[11], può essere vantaggioso adottare periodicamente cicli di digiuno, in particolare di digiuno quotidiani di 12 ore e cicli di dieta mima-digiuno, come vedremo più avanti.

L'associazione tra digiuno e invecchiamento è un argomento di grande interesse scientifico per i suoi effetti sulla longevità, sul benessere complessivo dei processi e delle reazioni biochimiche che avvengono all'interno del corpo, ossia la cosiddetta salute metabolica, la resistenza alle malattie e il benessere in generale.

Il digiuno è stato oggetto di interesse nella ricerca scientifica in quanto sembra avere diversi impatti positivi sulla salute e sull'invecchiamento. Uno dei processi chiave legati al digiuno è l'autofagia cellulare. L'autofagia è un meccanismo attraverso il quale le cellule "mangiano" parti di se stesse che sono danneggiate, vecchie o non più funzionali. Questo processo è importante perché aiuta a mantenere le cellule in uno stato di buona salute e a prevenire l'accumulo di materiale danneggiato. Quando l'autofagia è attivata, le cellule si liberano delle componenti cellulari danneggiate e le riciclano per produrre nuove molecole vitali. Questo processo è stato associato al ritardo dell'invecchiamento e alla prevenzione di malattie legate all'accumulo di materiale danneggiato all'interno delle cellule.

Inoltre, il digiuno può contribuire a ridurre lo stress ossidativo, causato dalla produzione eccessiva di radicali liberi, che sono molecole altamente reattive che possono danneggiare le cellule e il DNA. Il digiuno può ridurre la produzione di radicali liberi e aumentare la capacità dell'organismo di neutralizzarli attraverso specifici sistemi antiossidanti (tra questi, solo come esempio, citiamo l'enzima superossido dismutasi e l'enzima glutatione in forma ridotta), contribuendo così a mantenere le cellule in uno stato di minor stress ossidativo.

Infine, il digiuno può migliorare la sensibilità all'insulina. L'insulina è un ormone prodotto dal pancreas che regola il livello di zucchero nel sangue, permettendo al glucosio di entrare nelle cellule per essere utilizzato come fonte di energia. Una ridotta sensibilità all'insulina, nota come resistenza insulinica, è associata a condizioni come il diabete di tipo 2. Il digiuno intermittente e il digiuno prolungato possono aiutare a migliorare la risposta delle cellule all'insulina, il che può contribuire a prevenire il diabete e migliorare la gestione del glucosio nel sangue.

È importante sottolineare che le pratiche di digiuno descritte di seguito sono comunemente integrate con regolarità, seguendo un piano ben definito, spesso inserendosi in un modello settimanale coerente.

Molti si affidano al fatto che queste metodologie possono portare benefici per la salute, tra cui la perdita di peso, il miglioramento dell'insulino-resistenza e altri effetti positivi sul metabolismo. Tuttavia, è cruciale eseguire il digiuno in modo responsabile, assicurandosi che il corpo riceva ancora i nutrienti essenziali di cui ha bisogno per funzionare adeguatamente.

È importante sottolineare ancora una volta che la maggior parte dei digiuni dovrebbero essere intrapresi con attenzione e sotto la supervisione di un professionista sanitario. Questo perché queste pratiche possono avere un impatto significativo sul corpo e sulla salute generale. La gestione corretta e l'adattamento di queste pratiche possono aiutare a massimizzare i benefici potenziali e ridurre i rischi per la salute.

RESTRIZIONE CALORICA E DIGIUNO

Il digiuno può essere inteso come una forma estrema di restrizione calorica, dalla quale tuttavia si differenzia, come vedremo in seguito. Risulta quindi importante definire meglio i termini che indicano diversi interventi dietetici per la promozione di una vita lunga e sana, come la restrizione calorica e il digiuno in tutte le sue varianti.

La restrizione calorica è riconosciuta come uno degli approcci non farmacologici più efficaci per favorire la salute metabolica, cioè il benessere complessivo dei processi metabolici e delle reazioni biochimiche che avvengono all'interno del corpo.

La salute metabolica è un termine che si riferisce allo stato generale di benessere del metabolismo di un individuo. Il metabolismo è l'insieme dei processi chimici che avvengono all'interno del corpo per convertire il cibo in energia e per svolgere altre funzioni vitali. La salute metabolica è quindi un indicatore della capacità del corpo di regolare i livelli di zucchero nel sangue, di metabolizzare i grassi, di gestire l'energia e di svolgere altre funzioni metaboliche in modo equilibrato.

La salute metabolica è influenzata da molti fattori, tra cui la dieta, l'attività fisica, la genetica e lo stile di vita. Un buon stato di salute metabolica è spesso associato a livelli di zucchero nel sangue stabili, una pressione sanguigna normale, un profilo lipidico sano (ad esempio, livelli di colesterolo nel sangue adeguati) e una buona gestione del peso corporeo. Al contrario, una cattiva salute metabolica può portare a condizioni come il diabete, l'obesità e le malattie cardiovascolari.

Mantenere una buona salute metabolica è importante per il benessere generale e per la prevenzione di malattie croniche, note anche come "malattie non trasmissibili". Sono condizioni mediche caratterizzate da una durata prolungata o permanente che si sviluppano lentamente nel tempo e tendono a persistere per lunghi periodi, spesso per tutta la vita.

Ritornando alla restrizione calorica, come si intuisce dal nome, indica un regime alimentare che comporta la riduzione dell'apporto calorico giornaliero, senza però causare malnutrizione. È infatti nota anche come "dieta ipocalorica".

La restrizione può essere definita in relazione alla quantità di calorie consumate nel periodo precedente all'adozione della restrizione calorica stessa o in relazione a una media di consumo calorico di persone con caratteristiche fisiche simili. Ad esempio, è possibile considerare una restrizione calorica del 20% rispetto all'apporto calorico abituale. Questo intervento nutrizionale normalmente è a lungo termine, il che significa che deve essere mantenuto nel tempo per ottenere i suoi potenziali benefici.

È importante notare che la restrizione calorica non si limita a una semplice diminuzione delle calorie, ma implica una scelta consapevole di cibi per assicurare che il corpo riceva ancora tutti i nutrienti essenziali necessari per il suo funzionamento ottimale (carboidrati, proteine, grassi e micronutrienti in percentuali adeguate).

Gli effetti positivi della restrizione calorica vanno oltre la semplice perdita di peso e riguardano anche la riduzione dei danni dovuti all'ossidazione o allo stress ossidativo, ossia lo squilibrio tra la produzione di radicali liberi reattivi e la capacità dell'organismo di neutralizzarli.

I radicali liberi sono molecole instabili che possono danneggiare le cellule e contribuire a diverse malattie, come indicato in precedenza. Il nostro corpo di solito produce radicali liberi come parte dei processi metabolici, ma si parla di stress ossidativo quando il quantitativo di radicali cresce troppo e il corpo non riesce a tenerli sotto controllo. Questo squilibrio può causare danni cellulari e contribuire a condizioni come l'invecchiamento precoce e lo sviluppo di malattie croniche. Inoltre, con l'aumento dell'età, la capacità che il nostro corpo ha di neutralizzare questi elementi si riduce inducendo un accumulo fisiologico che porta a danneggiamento delle membrane cellulari.

Gli studi, che analizzeremo a breve, hanno suggerito che la restrizione calorica può avere effetti benefici sulla longevità e sulla prevenzione di malattie legate all'età, come il diabete di tipo 2, le malattie cardiache e alcune patologie neurodegenerative. Si ritiene, inoltre, che essa possa influenzare diversi processi biologici, tra cui il metabolismo, la riduzione dell'infiammazione e la protezione del DNA da danni quali stress ossidativo, ma anche radiazioni solari, agenti chimici, inquinamento, ecc. È importante ricordare che i danni al DNA possono portare a varie conseguenze, tra cui mutazioni genetiche e contribuire allo sviluppo di malattie come il cancro.

ALCUNI STUDI CLINICI SULLA RESTRIZIONE CALORICA

La conduzione di studi riguardanti la restrizione calorica su esseri umani rappresenta una sfida complessa, in quanto, come accennato in precedenza, richiede un lungo periodo di osservazione al fine di valutare in modo accurato i suoi effetti. Sono stati eseguiti due grandi studi inerenti agli effetti della restrizione calorica: Biosphere II[12] e il progetto CALERIE I e II.[13,14]

Il progetto **Biosphere II** si proponeva di esplorare l'interazione tra gli esseri umani e l'ambiente, all'interno di un ecosistema chiuso. In questo esperimento, i partecipanti sono stati effettivamente confinati all'interno di una struttura simile a una biosfera. All'interno di questa biosfera, il compito dei volontari era quello di sostenere la propria sopravvivenza attraverso la produzione di cibo. Tuttavia, hanno incontrato delle difficoltà poiché alcuni elementi del processo di produzione alimentare non sono stati eseguiti con successo, portando inevitabilmente a una significativa riduzione delle calorie assunte giornalmente per un periodo di due anni. Va notato che, nonostante le difficoltà, il cibo che i partecipanti consumavano all'interno della biosfera era altamente nutriente e composto principalmente da verdura, frutta, noci, cereali e legumi. Le quantità di latticini, uova e carne erano limitate. I risultati di questa esperienza sono evidenti nei dati relativi a vari indicatori di salute.

In particolare, nel corso del loro soggiorno nella biosfera l'Indice di Massa Corporea (IMC o BMI, un sistema di valutazione del peso in relazione all'altezza che consente anche di valutare il rischio di malattie) è diminuito per tutti i partecipanti, raggiungendo livelli più salutari. Ciò è stato accompagnato da una significativa riduzione sia della pressione sanguigna diastolica (la "minima" che si verifica quando il cuore si rilassa tra due battiti e il sangue fluisce in modo continuo attraverso le arterie) che sistolica (la "massima", che si misura quando il cuore si contrae e pompa il sangue nelle arterie). In aggiunta, si è osservato un significativo miglioramento nei livelli di glicemia, ossia la concentrazione di glucosio nel sangue, e nei livelli di insulina. Questo aspetto riveste una notevole importanza nella prevenzione di malattie come il diabete e le patologie cardiovascolari, contribuendo così a mantenere il corpo in uno stato di salute ottimale.

Complessivamente, quindi, l'analisi dei dati ha evidenziato un notevole impatto su indicatori legati a malattie come il cancro, le malattie cardiache, il diabete e l'ipertensione tra i partecipanti, durante il loro periodo di soggiorno all'interno della biosfera. Tuttavia, è stato osservato che i livelli di tutti questi biomarcatori, i parametri biologici in grado di determinare lo stato di salute e il rischio di sviluppo di una patologia, sono tornati ai livelli precedenti una volta che i partecipanti hanno lasciato l'ambiente confinato della biosfera.

Questi risultati indicano che, sebbene la restrizione calorica possa portare a benefici temporanei per la salute, tali miglioramenti tendono a essere transitori e non duraturi. Ciò è confermato dal fatto che una volta che i partecipanti sono tornati a un ambiente di vita più convenzionale, i loro parametri, come peso, glicemia, pressione, colesterolo, ecc., sono ritornati ai livelli precedenti.

Un'altra ricerca di rilevanza in questo contesto è rappresentata dal **Progetto CALERIE**, che si è concentrato sulla restrizione calorica in una città della Louisiana, negli Stati Uniti d'America. Questo studio ha coinvolto 48 individui sani, sia uomini che donne, con un'età media di circa 50-55 anni, e un indice di massa corporea (BMI) di circa 27, ossia nella categoria "sovrappeso". La durata dell'intervento è stata di sei mesi e ha coinvolto una gestione del livello di vita che includeva consigli per diete salutari e attività fisica.

Nel quadro di questo studio, i partecipanti sono stati assegnati in uno dei seguenti gruppi: un gruppo di controllo (che quindi non ha apportato modifiche al proprio stile di vita); un gruppo in cui bisognava seguire una dieta a bassissime calorie (che in questo caso non prenderemo in considerazione, in quanto non rilevante per la spiegazione dei risultati); un gruppo sottoposto a una restrizione calorica del 25%; un gruppo impegnato in esercizi di attività fisica per ottenere lo stesso deficit calorico del gruppo con la restrizione calorica (12,5% derivante dalla restrizione calorica e 12,5% dagli esercizi).

I risultati evidenziano che sia la restrizione calorica che l'esercizio fisico hanno avuto un impatto significativo sulla variazione del peso corporeo dei partecipanti. In media, dopo sei mesi, è stata registrata una perdita di peso corporeo di circa il 10%. Percentuale confermata dal proseguimento del progetto, noto come CALERIE 2, protrattosi per due anni. Questi risultati sono notevoli e dimostrano la capacità di influire positivamente sulla gestione del peso corporeo attraverso la restrizione calorica.

I benefici della restrizione calorica si estendono anche ai biomarcatori associati alla salute. L'analisi dei dati ha rivelato notevoli miglioramenti nei livelli di colesterolo, trigliceridi nel sangue, sull'insulino-resistenza (ovvero una resistenza all'insulina che impedisce il corretto trasporto del glucosio dal flusso sanguigno all'interno delle cellule) e pressione sanguigna media nei soggetti sottoposti a restrizione calorica prolungata. Questi risultati suggeriscono che la restrizione calorica può influenzare positivamente vari aspetti della salute umana, contribuendo a ridurre il rischio di malattie associate all'invecchiamento.

Nonostante i risultati promettenti, è fondamentale considerare che la restrizione calorica non rappresenta una soluzione universale applicabile a tutti. Gli effetti sulla longevità riscontrati negli studi su topi sono inconcludenti e variano a seconda del ceppo e del sesso presi in esame. Inoltre, la restrizione calorica è associata a una difficoltà non trascurabile nell'ambito umano. La sfida di mantenere una restrizione calorica a lungo termine è chiaramente evidente nei progetti CALERIE, nei quali i partecipanti non sono riusciti a raggiungere appieno gli obiettivi di riduzione calorica.

Inizialmente, hanno mantenuto una restrizione del 19% nei primi 6 mesi e del 9% per il resto dello studio, invece del 25% previsto.

In conclusione, nonostante ci siano prove dei benefici della restrizione calorica sulla salute, è evidente che questa pratica può essere difficile da mantenere a lungo termine e non è adatta a tutti. La ricerca continua a indagare sugli effetti della restrizione calorica, e ulteriori studi sono necessari per comprendere appieno i vantaggi e le limitazioni di questa strategia per la salute umana.

DIGIUNO

Il digiuno rappresenta una forma estrema di restrizione calorica. A differenza di quest'ultima, però, coinvolge l'astensione deliberata e temporanea dal consumo di cibo e, in alcuni casi, di bevande caloriche, per un determinato periodo di tempo. Sebbene sia inteso che durante il digiuno ci si priva dell'apporto calorico solito, esso può variare in durata e intensità. Può essere praticato per periodi brevi (alcune ore o una giornata intera) o prolungati (diversi giorni o addirittura settimane).

Ci sono diverse motivazioni legate alla salute che spingono le persone a considerare o adottare il digiuno come parte della loro routine. Queste ragioni includono:

Controllo del peso: molte persone praticano il digiuno come un mezzo per gestire il loro peso corporeo. Il digiuno intermittente, ad esempio, può aiutare a ridurre l'apporto calorico complessivo e a promuovere la perdita di peso, se fatto in modo adeguato. Per digiuno intermittente si intende l'astensione dal cibo per un numero di ore predeterminato durante le 24 ore della giornata, come digiunare per 12 ore durante la notte alimentandosi durante le ulteriori 12 ore. Questo argomento sarà approfondito in un capitolo successivo.

Benefici per la salute metabolica: il digiuno intermittente e altre forme di digiuno possono avere un impatto positivo sulla salute metabolica. Ciò può includere una migliore sensibilità all'insulina, una riduzione del rischio di diabete di tipo 2 e una regolazione dei livelli di zucchero nel sangue.

Vantaggi per il sistema immunitario: alcune ricerche suggeriscono che il digiuno intermittente può avere effetti positivi sul sistema immunitario. Il processo di autodigestione delle cellule danneggiate durante il digiuno (autofagia) può supportare la pulizia e la rigenerazione del sistema immunitario.

Necessità di depurazione: alcune persone praticano il digiuno come parte di una "pulizia" o una "disintossicazione" del corpo. Questo può implicare il rifiuto di cibi processati e il consumo di acqua o zuppe per un certo periodo al fine di eliminare le tossine accumulate nel corpo.[15]

MECCANISMI ALLA BASE DI RESTRIZIONE CALORICA E DIGIUNO

La riduzione di nutrienti a cui si va incontro durante approcci come la restrizione calorica e il digiuno è in grado di indurre uno stress nell'organismo che a sua volta produce risposte a differenti livelli.

Dal punto di vista **fisiologico**, la restrizione calorica attiva meccanismi che contribuiscono a mantenere i livelli normali di glucosio, un carboidrato semplice impiegato come fonte di energia dall'organismo. Il glucosio può essere ottenuto attraverso gli alimenti fonti di carboidrati (pane, cereali, pasta, patate) ed è principalmente utilizzato come fonte energetica. Quando assumiamo meno alimenti e quindi meno glucosio, il corpo inizia a procurarsi l'energia a partire dalle riserve presenti nel corpo, come il grasso sottocutaneo e i muscoli. Tale processo di degradazione è noto come "catabolismo".

A livello **cellulare**, invece, i meccanismi di risposta allo stress rappresentato dalla restrizione ciclica e controllata di calorie o di specifici macronutrienti (in particolare di proteine e carboidrati) portano alla diminuzione della disponibilità dei fattori di crescita.

I fattori di crescita sono sostanze bioattive essenziali che svolgono un ruolo fondamentale nella regolazione e nel controllo del processo di crescita, riparazione e mantenimento delle cellule e dei tessuti nel nostro corpo. La loro presenza e quantità devono essere mantenute in un equilibrio ideale, il quale può variare in base all'età e alle esigenze fisiologiche. Durante le fasi di crescita e sviluppo, come l'infanzia, è necessario un maggiore apporto di questi fattori, poiché sono essenziali per la crescita, lo sviluppo e la riparazione dei tessuti. Tuttavia, nell'età adulta, è importante mantenere il giusto equilibrio, poiché un eccesso di questi fattori può comportare rischi per la salute. In particolare, un'elevata presenza di tali fattori può favorire una proliferazione cellulare incontrollata, aumentando il rischio di sviluppo di cellule tumorali, danneggiate o disfunzionali.

In sostanza, i fattori di crescita sono fondamentali per la salute e la funzionalità del nostro corpo, ma è importante regolarne attentamente l'equilibrio, soprattutto in età adulta, per evitare potenziali conseguenze negative come il rischio di tumori o altre patologie legate alla crescita cellulare incontrollata.

Durante la restrizione calorica (e a maggior ragione durante il digiuno) le cellule, che di solito si dividono per continuare a crescere e a vivere grazie ai fattori di crescita, passano in modalità "risparmio energetico". Invece di crescere, devono trovare un modo alternativo per sopravvivere utilizzando ciò che già hanno all'interno della cellula come fonte energetica. In linea con la necessità di risparmio energetico, le cellule sono in grado di riciclare per prime le componenti danneggiate al loro interno, attuando una specie di "bonifica" e pulizia cellulare.[16]

Lo stress provocato dalla mancanza di nutrienti induce quindi le cellule ad adattarsi ad esso per sopravvivere, per "ripulirsi", ma anche per prepararsi nuovamente alla crescita una volta che i nutrienti torneranno disponibili.

Questo è un passaggio molto importante, che differenzia un approccio cronico come la restrizione calorica, da un approccio ciclico, come può essere un breve periodo di digiuno.

La restrizione calorica rappresenta infatti un approccio cronico, che implica una durata continuativa. Oltre a comportare sfide significative legate all'aderenza e all'indebolimento dell'organismo, con conseguente aumento della possibilità di incorrere in infezioni, non offre un vero e proprio vantaggio nella rigenerazione cellulare rispetto a interventi più brevi ma più mirati, come ad esempio il digiuno.

Nel digiuno, invece, una volta che i nutrienti tornano ad essere nuovamente disponibili, si attivano processi di rigenerazione cellulare. Per questo motivo, il momento in cui si torna a mangiare normalmente risulta essere importante tanto quanto il periodo di digiuno stesso e questo suggerisce che alcuni interventi dietetici, sebbene più brevi, possono essere più efficaci di altri nel processo di rigenerazione cellulare.

COSA SUCCEDE DURANTE IL DIGIUNO

Nel corso dell'evoluzione, molte specie, compresa quella umana, si sono adattate a un ambiente in cui le risorse alimentari non erano sempre abbondanti o facilmente accessibili. Questa situazione ha influenzato la sopravvivenza e la riproduzione degli individui. La necessità di far fronte a periodi di carenza alimentare ha permesso lo sviluppo e la selezione di meccanismi all'interno delle cellule che consentono di resistere al digiuno.

In pratica, l'evoluzione ha favorito la selezione di meccanismi cellulari che consentono di resistere ai periodi di digiuno, sfruttando riserve energetiche e mantenendo la sopravvivenza durante le fasi di carenza alimentare, che erano comuni nell'ambiente naturale in cui si è sviluppata la vita.

Questi meccanismi consentono al corpo di sfruttare le riserve di energia immagazzinate sotto forma di grasso nel tessuto adiposo e di glicogeno, riserva di glucosio, nei muscoli e nel fegato, quando l'introito di nutrienti diviene insufficiente.

Nell'essere umano, generalmente le scorte di glicogeno, se non rimpiazzate con nuovi nutrienti, vengono esaurite in circa 24 ore, dopodiché l'organismo inizia a produrre glucosio a partire dagli amminoacidi che compongono le proteine e che si trovano per esempio nei muscoli tramite un processo noto come "gluconeogenesi", per cercare di mantenere stabili i livelli di glucosio nel sangue. In questo modo, l'organismo può sopravvivere anche quando l'accesso al cibo è limitato.

Quando il digiuno si prolunga, e in particolare a partire da 2-3 giorni dall'inizio dell'astensione dal cibo, si raggiungono bassi livelli di insulina, l'ormone prodotto dalle cellule del pancreas che abbassa proprio i livelli di glucosio nel sangue. I bassi livelli di insulina stimolano la lipolisi, ovvero la scomposizione dei trigliceridi di riserva in glicerolo e acidi grassi.

- Il glicerolo può essere utilizzato come substrato per la gluconeogenesi, in altre parole a partire dai grassi si ottiene zucchero che è usato per la produzione di energia.
- Gli acidi grassi possono essere direttamente utilizzati per produrre energia in diversi tessuti, tranne che nel cervello, poiché non oltrepassano la barriera emato-encefalica, una membrana sottile ma molto resistente che funge appunto da barriera di difesa per il cervello.

Man mano che il digiuno prosegue e il glucosio inizia a non essere più disponibile nel corpo e le cellule cerebrali rischiano di rimanere prive di nutrienti essenziali, il nostro organismo è in grado di attivare un meccanismo alternativo per produrre energia. In questo caso, il corpo comincia a utilizzare i grassi come fonte di energia.

I grassi vengono scomposti tramite un processo chiamato "beta-ossidazione" per generare molecole chiamate "acidi grassi" che vengono poi convertiti in una forma specifica di energia nota come "corpi chetonici". I corpi chetonici sono in grado di superare la barriera "emato-encefalica" e vengono quindi utilizzati come fonte di energia per le cellule cerebrali, garantendo il corretto funzionamento del cervello anche in assenza di glucosio.

Dopo 5 giorni di digiuno, la quasi totalità dell'energia necessaria all'organismo è prodotta quindi a partire da acidi grassi liberi e corpi chetonici.

Questo processo è regolato attentamente attraverso il sistema ormonale. Durante il digiuno, l'assenza di assunzione di zuccheri, come detto, comporta una diminuzione del rilascio di insulina da parte del pancreas, mentre aumentano i livelli di altri ormoni come quello della crescita, il glucagone e l'adrenalina. Questi sono solo alcuni degli ormoni coinvolti nel processo, come spiegheremo a breve.

Mentre si digiuna, l'aumento dell'ormone della crescita svolge un ruolo importante nel preservare la massa muscolare e quella ossea.

Il glucagone, che entra in azione durante il digiuno, svolge diverse funzioni cruciali. Innanzitutto, comunica al fegato di rilasciare zuccheri nel sangue a partire dal glicogeno, contribuendo così a mantenere stabili i livelli di glucosio nel sangue. Inoltre, impedisce al corpo di produrre nuovi grassi e, al contrario, promuove il processo di utilizzo e degradazione dei grassi già presenti nel corpo. Infine, il glucagone stimola le ghiandole surrenali a rilasciare ormoni quali l'adrenalina, che fa parte del gruppo delle catecolammine, composti chimici con un ruolo cruciale nella regolazione delle funzioni del sistema nervoso, fondamentali per la risposta del corpo a situazioni di stress, per la regolazione della pressione sanguigna e per il funzionamento del cervello e che sono note anche come neurotrasmettitori.

In sintesi, durante il digiuno, l'ormone della crescita, il glucagone e le catecolammine sono coinvolti nell'adattamento del corpo per garantire un'adeguata disponibilità di energia, promuovendo la mobilizzazione delle riserve energetiche e la produzione di glucosio. Questi processi contribuiscono a garantire che il corpo possa affrontare i periodi di digiuno e carenza alimentare in modo efficiente.[17]

MEGLIO LA RESTRIZIONE CALORICA O IL DIGIUNO?

Come appena evidenziato, restrizione calorica e digiuno sono due approcci che coinvolgono entrambi la riduzione dell'apporto calorico, ma si distinguono sostanzialmente per la durata e la quantità complessiva di calorie consumate. La restrizione calorica implica un intervento cronico, ovvero continuo e a lungo termine, mentre il digiuno è un approccio di durata più breve, caratterizzato da periodi di consumo alimentare normale. Di conseguenza, i processi attivati in questi due casi possono differire notevolmente.

È importante sempre e continuamente sottolineare che sia restrizione calorica che digiuno devono essere intrapresi con cautela e sotto la supervisione di un professionista della salute, specialmente in caso di persone con esigenze caloriche particolari o condizioni mediche preesistenti. Anche se possono comportare vantaggi per la salute, infatti, è essenziale garantire che il corpo riceva ancora tutti i nutrienti necessari per funzionare correttamente.

Entrambi questi approcci, soprattutto se prolungati o estremi e senza adeguata supervisione medica possono comportare rischi per la salute, come la carenza di nutrienti essenziali e la compromissione dell'equilibrio elettrolitico (l'equilibrio tra tutti i minerali come calcio, magnesio, sodio, potassio, ecc. nel corpo che mantiene lo stato di salute dell'individuo). Prima di intraprendere qualsiasi forma di restrizione calorica o digiuno, è consigliabile consultare un professionista della salute per valutare le circostanze individuali e garantire che vengano prese le precauzioni necessarie, per poter ottimizzare i benefici.

DIGIUNO E SALUTE OGGI

Come accennato in precedenza, negli ultimi anni la pratica del digiuno è tornata in voga, soprattutto per un discorso legato alla salute. Attualmente vengono talvolta utilizzati metodi di digiuno meno rigidi e più brevi rispetto ai digiuni religiosi precedentemente descritti.

Come abbiamo visto, sebbene la parola "digiuno" definisca l'astensione dal cibo, a seconda delle sue caratteristiche può indicare interventi anche molto diversi tra di loro. Alcune differenze riguardano la durata: da poche ore, a settimane; la composizione della (seppur ridotta) alimentazione; la frequenza con cui viene effettuato il digiuno, solo per citarne alcune.

Recentemente, un termine molto diffuso nell'ambito della nutrizione è il **"digiuno intermittente"**. Questo approccio implica cicli regolari di consumo di cibo e periodi di astinenza dal cibo. Il termine "digiuno intermittente" è un concetto ampio che comprende diverse strategie, ma comunemente si riferisce al digiuno notturno. Il digiuno notturno è spesso praticato per sfruttare il periodo di riposo del corpo, consentendo al sistema digestivo di rilassarsi e al corpo di dedicarsi a processi di riparazione e pulizia cellulare. Si crede che adottare il digiuno notturno possa contribuire a regolare il metabolismo, migliorare il controllo dell'appetito e favorire il raggiungimento degli obiettivi di salute personali.

Di seguito analizzeremo le più comuni forme di digiuno che ritroviamo oggigiorno, dal digiuno a giorni alterni alla dieta mima-digiuno.[18]

DIGIUNO 5:2

Il digiuno noto come 5:2, è un approccio alimentare che implica un ciclo di 5 giorni di dieta normo-calorica seguiti da 2 giorni di restrizione calorica più intensa. Durante questi due giorni, che possono essere consecutivi o no, l'apporto calorico è limitato a un massimo di 500 kcal per l'intera giornata e le persone hanno la flessibilità di suddividere queste calorie in uno o più pasti a loro discrezione.

Questa modalità di digiuno intermittente può comportare diversi effetti benefici per la salute, come una potenziale perdita di peso e un miglioramento della sensibilità all'insulina con conseguente ottimizzazione del metabolismo.

DIGIUNO A GIORNI ALTERNI

Il digiuno a giorni alterni è un approccio alimentare sviluppato dalla dott.ssa Krista Varady dell'Università di Illinois a Chicago. Questo regime nutrizionale condivide alcune somiglianze con il digiuno 5:2, ma si distingue per la sua particolare struttura. Il digiuno a giorni alterni implica giorni in cui l'apporto calorico è limitato in modo significativo alternati a giorni in cui si mangia in modo libero (*ad libitum*).[19]

Le circa 500 kcal concesse nei giorni di "digiuno" vengono consumate per l'80% durante il pasto principale, a pranzo, mentre il restante 20% può essere suddiviso tra la colazione e la cena, a seconda delle preferenze personali.[20]

DIGIUNO DI 24 ORE

Tale pratica consiste nel digiunare a sola acqua (o con bevande non zuccherate) per un giorno intero. Questa giornata di astensione dal cibo viene praticata da alcune persone come momento di "depurazione" e di pausa dalla normale alimentazione e può essere ripetuta con frequenza libera, come per esempio una volta alla settimana o una volta al mese.

RESTRIZIONE ORARIA DEI PASTI

La restrizione oraria dei pasti, anche nota come "Time-Restricted Eating" (TRE) in inglese, è un approccio dietetico che si basa su consumare cibo durante un periodo di tempo specifico all'interno della giornata, seguito da un periodo di digiuno in cui il cibo non viene consumato. Il TRE è una strategia dietetica popolare che scandisce i pasti principali sulla base dei ritmi circadiani diurni, consentendo una dieta libera che non prevede alcuna restrizione calorica, durante una finestra temporale ristretta di circa 8-12 ore al giorno.

Questo approccio mira a regolare il momento in cui si assumono i pasti, piuttosto che concentrarsi esclusivamente su cosa si mangia tenendo in forte considerazione i ritmi circadiani del nostro corpo, cioè l'alternarsi ciclico tra il sonno e la veglia nell'arco delle 24 ore.

Il ritmo circadiano scandito dalle 24 ore svolge un ruolo importante a livello molecolare, fisiologico e comportamentale.[21] In particolare, la sua regolazione funziona tramite i geni dell'orologio "centrale/maestro", un insieme di neuroni che esercitano i loro effetti su diversi orologi secondari distribuiti in tutto il corpo. Tale struttura è nota come "nucleo soprachiasmatico" dove, insieme alla regolazione interna, input esterni, come l'esposizione alla luce e il consumo di nutrienti, influenzano il ritmo circadiano. In particolare, questi input attivano e regolano il metabolismo e la produzione di ormoni e ciò consente all'individuo di svolgere le normali funzioni vitali (ad esempio digerire, dormire, svegliarsi).

Il TRE collega il metabolismo all'insieme dei geni regolati dalla luce e dal buio che costituiscono nel complesso il cosiddetto "orologio circadiano". L'alternarsi tra le ore diurne e le ore notturne istruisce l'organismo a passare lentamente dall'anabolismo, processo metabolico durante il quale il corpo "costruisce" le riserve a partire dai nutrienti ricavati dal cibo (ad esempio la produzione di proteine o il rinnovamento cellulare), al catabolismo, processo in cui il corpo utilizza tali riserve, scomponendo ciò che ha immagazzinato.

La domanda sorge spontanea: qual è l'effetto positivo della restrizione oraria dei pasti su questo processo? Questa domanda trova risposta in alcune teorie e potenziali benefici, tra cui:

1. Regolazione dell'insulina: Si ritiene che limitare il periodo di assunzione di cibo possa contribuire a migliorare la sensibilità all'insulina e la gestione del glucosio nel sangue, riducendo il rischio di sviluppare diabete di tipo 2.

2. Ritmo circadiano: Alcune ricerche suggeriscono che consumare cibo in sincronia con questo ritmo può avere effetti positivi sulla salute metabolica e sul sonno.

3. Controllo del peso: Limitando il periodo di tempo in cui è possibile mangiare, si potrebbe ridurre l'apporto calorico totale durante la giornata, il che potrebbe contribuire al controllo del peso corporeo.

4. Riduzione dell'infiammazione: Alcuni studi preliminari indicano che la restrizione oraria dei pasti potrebbe avere effetti benefici sulla riduzione dell'infiammazione nel corpo.

Inoltre, si è visto che il digiuno notturno essendo associato a livelli più bassi di cortisolo notturni, migliora il sonno e aumenta la vigilanza, ottimizzando la veglia e la produttività nelle prime ore del giorno. Non casualmente, il cortisolo, ormone prodotto dalle ghiandole surrenali, è anche definito "ormone dello stress" e, in caso di stress, viene prodotto su impulso del sistema nervoso e rilasciato nel sangue in seguito a una maggior tensione e richiesta di energia da parte del corpo. Quest'ultima comporta un aumento della concentrazione di grassi nel sangue e della glicemia. Di conseguenza, avere bilanciati livelli di cortisolo è importante in quanto serve a regolare anche la pressione arteriosa, la concentrazione di glucosio nel sangue e il sistema immunitario. In questo caso, il digiuno notturno può contribuire a questa regolazione.

DIGIUNO INTERMITTENTE DI 16 ORE

Molti studi riportano buoni effetti con 16 ore di digiuno seguite da 8 ore di consumo di cibo, il cosiddetto modello dietetico 16:8. Tuttavia, questo aumenta il rischio di sviluppare calcoli biliari rispetto a 10 ore di digiuno, come esaminato in uno studio di Bloch, Thornton e Heaton,[22,23] per due diverse ragioni:

1. Riduzione del flusso biliare: Durante il digiuno, la produzione di bile da parte del fegato può diminuire a causa dell'assenza di nutrienti da digerire. La bile è un liquido che contribuisce alla digestione dei grassi nell'intestino e previene la formazione di calcoli biliari. Quando la produzione di bile è ridotta, c'è un aumento del rischio di formazione di calcoli per la presenza di grassi non digeriti, in particolare di cristalli di colesterolo.

2. Contrazione della cistifellea: Durante il digiuno, la cistifellea

(l'organo che conserva la bile) può contrarsi meno frequentemente. Questo può portare a un rallentamento del flusso biliare, favorendo, ancora una volta, la formazione di calcoli.

Lo sviluppo dei calcoli biliari è spesso asintomatico, ma in alcuni casi si può andare incontro a coliche biliari o colecistite molto dolorose e che possono compromettere la funzionalità intestinale, epatica o del pancreas.

Inoltre, chi decide di fare un digiuno intermittente di 16 ore ogni giorno, è costretto a scegliere se saltare la cena (spesso l'unico momento di convivialità in famiglia) o la colazione, esponendosi a molti altri rischi che superano i benefici dati da queste 16 ore di digiuno, come possiamo vedere nel prossimo capitolo.

DIGIUNO INTERMITTENTE DI 12 ORE

Dal momento che numerosi studi hanno osservato una correlazione tra un digiuno prolungato e la formazione di calcoli biliari, per ottimizzare gli aspetti positivi e ridurre le controindicazioni, si consiglia di:

- ridurre la finestra temporale di digiuno notturno ad un massimo di 12-14 ore;
- cercare di fare sia la colazione che il pasto serale, ravvicinando la finestra di tempo in cui ci si alimenta ed evitando di saltare i pasti principali, specialmente la colazione;
- associare l'attività fisica per sostenere la massa muscolare;
- non superare le 4 settimane consecutive qualora si voglia effettuare un digiuno intermittente prolungato (ad esempio 16 ore di digiuno e 8 ore di alimentazione ogni giorno).[24]

La raccomandazione di mantenere un'alimentazione limitata nel tempo da 10 a 12 ore sembra essere la più sensata, poiché in questo caso è molto probabile che si verifichino ancora gli effetti sulla salute che si vedono con un periodo di digiuno più lungo ma riducendo gli eventi avversi.

Cenare presto (prima che faccia buio) e fare colazione appena svegli, facendo di fatto trascorrere circa 12 ore, è un'abitudine di molti centenari e delle popolazioni longeve. In generale, questo suggerisce che è una pratica salutare e senza effetti avversi.

ALTRE FORME DI DIGIUNO INTERMITTENTE

Esistono molte altre variazioni sulle tempistiche del digiuno intermittente. Ci sono per esempio alcune persone che fanno dei digiuni giornalieri di 20 ore. Tuttavia, non esistono al momento abbastanza studi per potersi esprimere in maniera definitiva su tali protocolli, se non, come detto precedentemente, sconsigliare tempistiche maggiori di 15-16 ore ogni giorno.

Alcune forme di digiuno intermittente potrebbero poi essere benefiche per pazienti oncologici o che hanno avuto una storia oncologica. Se ci riferiamo nello specifico ai tumori, infatti, il digiuno notturno sembra provocare miglioramenti nella regolazione del glucosio nel sangue e del sonno, due fattori che potenzialmente riducono il rischio di recidive, ovvero del ripresentarsi del tumore.

Per esempio, una ricerca pubblicata nel 2016 ha evidenziato come un digiuno notturno breve (13 ore o meno a notte) fosse associato a un maggior rischio di recidiva del tumore alla mammella (36%), rispetto a un digiuno di 13 o più ore a notte, in un campione di donne che hanno partecipato allo studio prospettico Women's Healthy Eating and Living, svoltosi tra il 1995 e il 2007. Nel caso delle donne con familiarità per il tumore alla mammella o già colpite da questo tipo di tumore, vale forse la pena di prolungare il digiuno notturno a 13-14 ore, così da avere potenzialmente questi ulteriori benefici senza però i rischi legati alla produzione di calcoli biliari con tempistiche più prolungate.[25]

Adottare quindi un periodo di digiuno giornaliero di 12-14 ore rappresenta un sistema semplice e fattibile per ridurre potenzialmente la recidiva del tumore alla mammella. Il fenomeno potrebbe basarsi in parte sulla capacità di adottare periodi di digiuno quotidiano per abbassare i livelli di glucosio nel sangue e insulina, ma probabilmente anche sulla capacità dei periodi di digiuno di ridurre l'IGF-1 e altri fattori di crescita che, come tali, possono "far crescere" e proliferare anche cellule cancerogene.

Oltre a ciò, si potrebbe ridurre anche il rischio di ammalarsi di diabete di tipo 2 e di soffrire di disturbi cardiovascolari.

I RISCHI ASSOCIATI A SALTARE LA COLAZIONE

Come abbiamo visto, uno dei problemi di chi decide di effettuare un digiuno intermittente maggiore di 15-16 ore è quello di sacrificare la colazione. Al di là della volontà di seguire un digiuno intermittente, adulti, ragazzi e bambini tendono a saltare la colazione per diversi motivi: fretta, scarso appetito mattutino, consuetudini alimentari spesso consolidate tra i membri della famiglia.

In realtà la colazione è un pasto molto importante e dovrebbe corrispondere a circa il 15% del fabbisogno giornaliero ed essere equilibrata dal punto di vista calorico e nutrizionale per iniziare correttamente la giornata. Soprattutto perché, dopo il digiuno notturno, è raccomandabile alimentarsi in maniera bilanciata, con un pasto che fornisca tutti i nutrienti per la salute e per il rendimento intellettivo e fisico. Un'altra motivazione particolarmente preoccupante di chi si astiene da questo pasto risiede nella convinzione che questo possa servire a "risparmiare" qualche caloria e quindi a favorire la perdita di peso.

Numerosi studi dimostrano che chi consuma la prima colazione regolarmente è meno predisposto al sovrappeso e all'obesità e che anche gli adolescenti normopeso che saltano spesso la prima colazione, vanno più facilmente incontro a un incremento dell'Indice di Massa Corporea in età adulta, ossia del rapporto tra peso e altezza, chiamato anche BMI (dall'inglese Body Mass Index).[26] Viceversa, solo qualche studio sugli adulti afferma che fare colazione non aiuterebbe a perdere peso.[27] È chiaro che serviranno ulteriori osservazioni e analisi approfondite, a oggi insufficienti, per poter comprendere maggiormente il ruolo della colazione sull'aumento di peso.

L'abitudine di fare colazione, però, può avere effetti non solo sul peso, ma anche sulla lucidità mentale, in quanto saltare la colazione espone ad alterazioni delle funzioni intellettive dovute probabilmente allo stress del digiuno notturno prolungato.[28] Non va, infatti, dimenticato che il cervello basa il suo funzionamento solo sull'utilizzo di glucosio come sorgente di energia e, sebbene sia possibile per il nostro corpo produrlo partendo da qualsiasi nutriente, il processo è lento e difficoltoso. Ci sono infine sempre più studi che associano l'abitudine di saltare regolarmente la colazione con un rischio maggiore di sviluppare malattie cardiovascolari.[29,30,31]

Nel corso degli anni, la comunità scientifica ha infatti condotto una serie di studi mirati a comprendere l'impatto della colazione sulla salute umana in termini di equilibrio energetico, metabolismo, controllo del peso e riduzione di fattori di rischio per mortalità per tutte le cause.

Un recentissimo studio pubblicato a luglio 2023 ha evidenziato l'effetto acuto dell'omissione della colazione rispetto al suo consumo sui marcatori di rischio cardio metabolico, sull'appetito e sull'umore percepiti durante il riposo e/o l'esercizio in ragazze adolescenti classificate come consumatori abituali di colazione.

I risultati hanno dimostrato che il picco di glucosio e di insulina era significativamente più alto nel gruppo di ragazze che saltavano la colazione rispetto a quelle che la facevano. I ricercatori hanno visto quindi che anche la fame percepita prima del pranzo era significativamente più alta, così come la stanchezza con conseguente meno energia e concentrazione percepite.[32]

In un altro studio condotto su quasi diecimila individui di età pari o superiore a 20 anni, seguiti attraverso dei sondaggi, per un massimo di 27 anni, i ricercatori hanno visto come chi saltava la colazione aveva un elevato rischio di mortalità cardiovascolare nel tempo. Inoltre, nei partecipanti con altri fattori di rischio aumentava anche la mortalità per malattie cerebrovascolari, come ictus.[33]

In sintesi, le evidenze scientifiche suggeriscono che la colazione gioca un ruolo cruciale nella regolazione dell'energia, del metabolismo, del controllo del peso e persino nella salute mentale. È importante sottolineare che la scelta di alimenti nutrienti e bilanciati per la colazione può influenzare positivamente la salute complessiva e dovrebbe essere parte integrante di uno stile di vita sano.

DIGIUNO TERAPEUTICO

Il concetto di digiuno terapeutico a lungo termine si riferisce a un approccio in cui le persone si astengono dal cibo per periodi prolungati, spesso affidandosi a una dieta limitata a sostanze come l'acqua, brodi ipocalorici o passati di verdura. Questi trattamenti terapeutici di digiuno di solito si svolgono in un contesto clinico, dove i pazienti trascorrono un periodo esteso di astinenza dal cibo, che può variare da oltre una settimana a volte fino a tre settimane.

Questi regimi di digiuno terapeutico vengono offerti in strutture specializzate, come l'Ospedale Universitario della Charité di Berlino, che adotta una dieta fortemente ipocalorica, o la True North Clinic della Northern California, che utilizza una dieta a sola acqua. In questi ambienti, i pazienti sottoposti al digiuno terapeutico sono strettamente monitorati da professionisti medici.

L'obiettivo di tali digiuni terapeutici a lungo termine può variare, ma spesso include la depurazione dell'organismo, la riduzione dell'infiammazione, il miglioramento del metabolismo e il supporto nella gestione di alcune condizioni mediche specifiche. Questi regimi di digiuno sono complessi e richiedono una supervisione medica rigorosa per garantire la sicurezza dei pazienti.

DIETE CHE IMITANO IL DIGIUNO

LA DIETA MIMA-DIGIUNO

Riconosciuti i notevoli benefici indotti da periodi controllati di digiuno, ma anche i pericoli ad esso associati, il Professor Longo ha sviluppato un protocollo clinico in grado di mettere insieme i benefici del digiuno solo ad acqua e ridurre gli effetti collaterali, generando così la dieta mima-digiuno.

La dieta mima-digiuno rappresenta un particolare regime alimentare a restrizione calorica che simula il digiuno, ma consente comunque un apporto controllato di cibo. Questo approccio dietetico è il risultato di approfondite ricerche scientifiche condotte dal professor Valter Longo e dal suo team, che hanno definito la durata ottimale, la quantità di alimenti e i nutrienti essenziali coinvolti.

La dieta mima-digiuno consiste in 5 giorni di restrizione calorica, durante i quali si consumano principalmente verdure sotto forma di zuppa, frutta secca, tè, tisane e acqua. In aggiunta, si assumono integratori multivitaminici e omega-3 per garantire un adeguato apporto di nutrienti essenziali, vitamine e minerali.

La dieta mima-digiuno consiste in una dieta fortemente ipocalorica, in cui il primo giorno è costituito da 1100 kcal e gli altri 4 giorni da circa 800 kcal, a bassi zuccheri e con poche proteine. La dieta mima-digiuno ha una formulazione ben precisa che è stata testata clinicamente.

A differenza del digiuno a sola acqua, le diete mima-digiuno somigliano di più a un trattamento farmacologico, poiché offrono benefici specifici e possono essere adattate in base alle necessità individuali. È possibile regolare la frequenza, la composizione e la durata di queste diete per soddisfare le esigenze personali.

Particolari cautele sono richieste per i soggetti over 65-70, soprattutto se hanno manifestato una tendenza a perdita di peso indesiderata. Per individui affetti da patologie è necessario richiedere l'approvazione del medico specialistico e una più stretta supervisione, anche per valutare eventuali modifiche nell'assunzione di farmaci.

Si tratta quindi di una dieta da seguire sotto controllo medico, qualora sussistano delle condizioni patologiche, e/o di un/a biologo/a nutrizionista specializzato/a in caso di pazienti sani.

BASE SCIENTIFICA DELLA DIETA MIMA-DIGIUNO

In laboratorio, gli scienziati hanno dimostrato che le cellule di lievito trasferite da un ambiente ricco di zuccheri a uno con sola acqua vivono mediamente il doppio e risultano protette da diversi danni cellulari. Allo stesso modo, si è dimostrato che anche i topi, passando da un'alimentazione libera, detta *ad libitum*, al digiuno, risultano protetti dallo stress ossidativo.[34] L'incognita è se tale effetto protettivo si protrae anche dopo il termine del digiuno stesso, alla ripresa di un'alimentazione ricca di calorie.

Un altro punto cruciale è trovare una forma di digiuno che, pur mantenendo i benefici sulla salute, risulti accettabile e sicura per le persone, che non abbia quindi una durata eccessiva e che non presenti effetti collaterali significativi.

Parlando di effetti collaterali, infatti, è stato osservato che, sia le scimmie che gli esseri umani, sottoposti a una restrizione calorica cronica (e non periodica) manifestano ad esempio deficit del sistema immunitario e della cicatrizzazione, oltre ad alti livelli di stress.[35]

L'obiettivo del digiuno periodico è evitare tali effetti, facendo al contempo entrare le cellule in una cosiddetta "modalità di alta protezione", caratterizzata da quattro aspetti fondamentali:

- Abbassamento dei livelli del fattore di crescita IGF-1, che, se presente ad alti livelli, può supportare la crescita incontrollata delle cellule cancerogene e può portare ad un invecchiamento precoce delle cellule;
- Aumento dei livelli dell'inibitore di IGF-1, IGFBP-1 (Insulin-like growth factor binding protein 1), ovvero proteine che contrasta-

no l'azione dei fattori di crescita;
* Abbassamento dei livelli di glucosio;
* Aumento dei livelli di sottoprodotti del metabolismo dei grassi, ovvero i corpi chetonici.

È per raggiungere questi obiettivi che è stata messa a punto questa particolare dieta mima-digiuno, che non prevede un digiuno totale, in modo da limitarne gli effetti collaterali, ma va comunque a ridimensionare l'introito calorico giornaliero e l'apporto di proteine e zuccheri, aumentando invece l'assunzione di grassi insaturi. Raggiungere questi obiettivi permette all'organismo di ottimizzare la salute, prevenire la comparsa di molte patologie e di ritardare il fisiologico processo di invecchiamento.

Ciò è stato dimostrato attraverso numerosi studi negli anni, sia a livello preclinico sia a livello clinico. Di seguito verranno presentati i più rilevanti.

DIETA MIMA-DIGIUNO: STUDI PRECLINICI

La ricerca scientifica alla base della dieta mima-digiuno ha origine da studi condotti su topi, sottoposti a digiuno periodico con una dieta a basso contenuto di zuccheri e proteine, ma ricca di grassi sani. Per quanto riguarda gli studi animali, detti anche preclinici, la dieta mima-digiuno è stata testata con una restrizione calorica di 4 giorni, ripetuta due volte al mese, in topi di 16 mesi (equivalente a 45 anni negli esseri umani).

I risultati di questi studi hanno dimostrato notevoli benefici: un aumento dell'aspettativa di vita dei topi dall'8% all'11%, una riduzione del grasso corporeo, in particolare nell'area addominale, senza perdita di massa muscolare, minor perdita di densità ossea legata all'invecchiamento e una significativa riduzione dei casi di tumori, che si sono manifestati solo dopo i 26 mesi (equivalenti a 80 anni nell'uomo). Inoltre, i topi anziani hanno dimostrato miglioramenti nella coordinazione motoria, nella memoria e nell'apprendimento, insieme a un rafforzamento del sistema immunitario attraverso la rigenerazione delle cellule staminali.

Elenchiamo qui di seguito i risultati riportati negli studi:

- Allungamento della durata media della vita dell'11-18%.
- Perdita di grasso addominale, senza perdita di massa muscolare.
- Minore perdita di densità minerale ossea legata all'invecchiamento.
- Riduzione dell'incidenza di tumori del 50% ed età di insorgenza più avanzata (a 26 mesi di vita invece che a 20 mesi, circa equivalenti a 80 anni di età invece di 60 anni nell'essere umano). Inoltre, una maggiore percentuale dei tumori era di tipo benigno e interessava al massimo due organi.
- Riduzione di disturbi infiammatori cutanei.
- Aumento del tasso di rigenerazione cellulare, in particolare osservato nelle cellule di fegato, muscoli, cervello e sistema immunitario insieme ad un aumento complessivo della popolazione di cellule staminali.
- Migliore coordinazione motoria anche noi topi di età avanzata, oltre a migliori prestazioni nell'apprendimento e nella memorizzazione in tre test cognitivi, quindi miglioramento della funzionalità cerebrale.[36]

Un altro studio, condotto sempre su topi, ha evidenziato che la dieta mima-digiuno induce la distruzione di gran parte delle cellule del sistema immunitario ma, al contempo, attiva le cellule staminali presenti nel sangue e nel midollo spinale. Ad essere distrutte quindi, sono le cellule vecchie, danneggiate e disfunzionali, mentre le nuove cellule staminali, quando il topo riprende a nutrirsi normalmente, innescano una massiccia rigenerazione del sistema immunitario e del sistema nervoso, dando vita a popolazioni cellulari più giovani, sane e funzionali.[37]

DIETA MIMA-DIGIUNO: STUDI CLINICI

Passando alla sperimentazione umana, si è ritenuto necessario che la dieta mima-digiuno, oltre a fornire abbastanza calorie da scongiurare gli effetti collaterali del digiuno totale a sola acqua, mantenendone però l'efficacia, fornisse anche una varietà di alimenti tale da risultare gradevole per la maggior parte delle persone.

Il primo studio randomizzato condotto su 100 pazienti prevedeva l'utilizzo della dieta mima-digiuno di 5 giorni al mese, per tre mesi consecutivi, mentre nei restanti 25 giorni al mese, i partecipanti potevano continuare ad alimentarsi come di consueto. Di seguito si elencano i risultati ottenuti:

- Perdita di peso, mediamente di -3,6 kg, con perdita di grasso localizzato soprattutto a livello addominale.
- Aumento della percentuale di massa muscolare relativa.
- Diminuzione media della glicemia di -12 mg/dL nei soggetti che presentavano già un'elevata glicemia a digiuno.
- Diminuzione della pressione arteriosa mediamente di -6 mmHg, nei soggetti con ipertensione o valori borderline, ma non in chi aveva valori di pressione normali.
- Diminuzione del colesterolo totale nel sangue di -20 mg/dL.
- Diminuzione dei trigliceridi nel sangue di -25 mg/dL.
- Diminuzione dei livelli di IGF-1 (fattore di rischio oncologico) di -60 ng/mL nei soggetti a rischio.
- Riduzione della PCR (proteina C reattiva, marcatore di infiammazione e fattore di rischio cardiovascolare) di -1,5 mg/dL.
- Aumento delle cellule staminali circolanti nel sangue.

A tre mesi dalla fine del protocollo dieta mima-digiuno, i soggetti testati beneficiano ancora di questi cambiamenti positivi, con riduzione di grasso corporeo, circonferenza addominale, glicemia, IGF-1, pressione sanguigna.[38] Sebbene quindi la dieta mima-digiuno abbia una durata limitata di soli cinque giorni, gli effetti non sembrano essere solo momentanei.

Si può semplificare affermando che l'organismo di questi pazienti sia stato "ingannato": nonostante abbiano mangiato (anche se poco e in modo controllato), si sono attivati tutti i meccanismi tipici del digiuno, inducendo le cellule a distruggere componenti danneggiate e/o non necessarie e a rinnovarsi (questo processo, come indicato in precedenza, si chiama "autofagia"), causando, inoltre, la morte delle cellule ormai invecchiate. Si è così attivato un programma di "autoguarigione", che il corpo umano in realtà è già predisposto a compiere, grazie a milioni di anni di evoluzione.

GLI EFFETTI BENEFICI DELLA DIETA MIMA-DIGIUNO

La dieta mima-digiuno attiva, di conseguenza, un processo di rinnovamento e autoguarigione nel corpo umano che comporta la rigenerazione delle cellule sane e l'eliminazione di quelle danneggiate. Questo meccanismo si basa sull'aumento delle cellule staminali e sul potenziamento del sistema immunitario, rendendolo più forte ed efficiente.

Durante la simulazione del digiuno, le cellule entrano in uno stato di "stand-by," necessario per distruggere e rimuovere gli elementi non più necessari, come mitocondri (le centrali energetiche della cellula) e proteine danneggiate, mentre le cellule deteriorate vengono eliminate. Questo programma di autoguarigione favorisce la riparazione e la sostituzione di cellule, tessuti e organi danneggiati, portando a benefici macroscopici, tra cui il dimagrimento, la riduzione dei livelli di glicemia, la diminuzione del fattore di crescita insulino-simile IGF-1, la riduzione della pressione sanguigna, dell'infiammazione e la diminuzione dei fattori di rischio per malattie croniche.

In definitiva, la dieta mima-digiuno contribuisce al rallentamento dell'invecchiamento e all'ottimizzazione della salute.

Ulteriori effetti benefici attesi al termine della dieta mima-digiuno, oltre alla riduzione del peso e del grasso addominale e a quelli in precedenza indicati, sono:

- pelle più luminosa (diversi pazienti riferiscono di vedere la loro pelle più "giovane");
- riduzione della sonnolenza e aumento dell'energia;
- maggiore lucidità mentale;
- minore inclinazione all'abuso di sostanze come zucchero, caffeina, bevande alcoliche, quindi maggiore autocontrollo nell'alimentazione.

DIETA MIMA-DIGIUNO: POSSIBILI EFFETTI COLLATERALI

Durante la dieta mima-digiuno si possono manifestare alcuni effetti collaterali, tra cui:

- sensazione di debolezza, soprattutto nei primi 1-2 giorni della dieta mima-digiuno;
- mal di testa, che in genere si riduce dal secondo o terzo giorno (spesso è dovuto alla riduzione dell'apporto di caffeina e alla produzione di corpi chetonici, molecole che derivano dai grassi e vengono usati per la produzione di energia);
- fame, soprattutto i primi 1 o 2 giorni;
- lieve mal di schiena.

COME PREPARARSI ALLA DIETA MIMA-DIGIUNO

La dieta mima-digiuno richiede un periodo di preparazione, in genere di una settimana, nonché un breve periodo di transizione al termine dei 5 giorni, in cui si consiglia di alimentarsi secondo la Dieta della Longevità e senza abbuffate. Troverete di seguito indicazioni maggiormente specifiche.

Durante la settimana precedente si consiglia di: limitare le proteine a 0,8 g/kg di peso corporeo, privilegiando le proteine vegetali e quelle del pesce; eliminare gli zuccheri raffinati (dolci, merendine, bibite zuccherate ecc.) e assumere carboidrati complessi da cereali integrali e/o in chicco; limitare i grassi saturi. In pratica si tratta di attuare fedelmente, come indicato, la Dieta della Longevità.

ESERCIZIO FISICO DURANTE LA DIETA MIMA-DIGIUNO

Per coloro che desiderano abbinare una pratica di esercizio fisico alla dieta mima-digiuno, consigliamo di seguire gli esercizi consigliati nel video presente nel sito della Fondazione Valter Longo (www.fondazionevalterlongo.org) nella sezione "Giovani e sani", "Esercizio fisico".

https://www.fondazionevalterlongo.org/esercizio-fisico-e-longevita/

LA RIALIMENTAZIONE DOPO LA DIETA MIMA DIGIUNO

Al giorno 6 (chiamato giorno di transizione) si consiglia di assumere ortaggi, olio EVO (extra vergine d'oliva), frutta secca a guscio come mandorle e noci, reintroducendo però piccole quantità di cereali integrali e/o in chicco (orzo, farro, riso), oltre che di pesce e legumi.[39]

DIETA MIMA-DIGIUNO: A CHI NON È ADATTA

Oltre alle categorie appena citate, la dieta mima-digiuno non è adatta a:

- donne in stato di gravidanza;
- soggetti sottopeso;
- soggetti affetti da un disturbo del comportamento alimentare (DCA);
- persone che assumono farmaci che abbassano la pressione o la glicemia o già sottoposti a terapia insulinica (in questi casi sarebbe necessaria la sospensione dei farmaci o almeno la riduzione del dosaggio, dopo attenta valutazione medica);
- individui ipotési;
- individui affetti da mutazioni genetiche che limitano la capacità dell'organismo di attuare la gluconeogenesi;
- persone sportive in periodi di intenso sforzo fisico (che richiederebbe livelli di glucosio non disponibili durante la dieta mima-digiuno, con rischio di svenimenti).

FREQUENZA DELLA DIETA MIMA-DIGIUNO

In base alle specifiche del soggetto, sarà necessario adattare la frequenza della dieta mima-digiuno:

- 1 volta al mese: soggetti sovrappeso o obesi, con almeno due fattori di rischio per diabete, cancro, malattie cardiovascolari, malattie neurodegenerative;
- 1 volta ogni 2 mesi: soggetti normopeso, ma che presentano comunque almeno due fattori di rischio per le malattie sopracitate;
- 1 volta ogni 3 mesi: persone normopeso con un solo fattore di rischio per le stesse patologie;
- 1 volta ogni 4 mesi: persone sane e normopeso, che praticano scarsa attività fisica;
- 1 volta ogni 6 mesi: persone sane e normopeso con alimentazione particolarmente sana e che praticano regolarmente attività fisica.

Poiché la dieta-mima digiuno è un protocollo nutrizionale con un potenziale terapeutico, sono attualmente in corso numerosi studi clinici, alcuni dei quali sono già stati completati e pubblicati. Questi studi mirano a esaminare il ruolo di questo approccio in combinazione con il trattamento standard per le malattie legate all'invecchiamento, come le malattie neurodegenerative, i tumori, le malattie autoimmuni e le condizioni cardiometaboliche, tra cui il diabete e le malattie cardiovascolari. Nei capitoli successivi, si descriverà lo stato dell'arte di questi studi per ciascun gruppo di malattie.

DIGIUNO E PATOLOGIE NEURODEGENERATIVE

Lo studio del cervello e delle malattie neurodegenerative ha sempre suscitato un notevole interesse nel contesto dell'invecchiamento e, di conseguenza, rappresenta una delle sfide più grandi per la comunità scientifica.

Tra le principali patologie neurodegenerative le più comuni sono senz'altro l'Alzheimer e il morbo di Parkinson, ognuna con caratteristiche cliniche specifiche.

Le cause precise delle patologie neurodegenerative non sono completamente comprese, ma spesso coinvolgono una combinazione di fattori genetici, ambientali e neurochimici.

Al momento, non esiste una cura definitiva per la maggior parte delle patologie neurodegenerative. Tuttavia, i trattamenti attuali mirano a rallentare il progresso della malattia, alleviare i sintomi e migliorare la qualità della vita. Gli approcci terapeutici includono farmaci per gestire i sintomi, terapie fisiche e occupazionali, alimentazione adeguata, supporto psicologico e ricerca attiva per sviluppare nuovi farmaci e terapie. La ricerca continua è fondamentale per comprendere meglio le cause e i meccanismi di queste malattie, nonché per sviluppare nuovi trattamenti in grado di modificare il corso delle patologie neurodegenerative e migliorare la prognosi per coloro che ne sono affetti.

L'alimentazione ha un ruolo fondamentale nella prevenzione e nella gestione di queste patologie; dunque, effettuare ricerca in questo campo risulta fondamentale.

STUDI PRECLINICI

Il digiuno e le diete mima-digiuno stanno emergendo come potenziali approcci per migliorare la salute cerebrale e combattere le malattie neurodegenerative. Gli studi su topi hanno dimostrato che questi regimi dietetici possono portare a miglioramenti nella memoria, nell'apprendimento e persino nella riduzione delle patologie cerebrali associate a malattie come l'Alzheimer e il morbo di Parkinson.

I risultati osservati, infatti, mostrano un aumento della neurogenesi, cioè la generazione di nuove cellule che compongono il sistema nervoso, ossia i neuroni e la promozione di migliori connessioni tra di essi, note come sinapsi.

Tuttavia, è importante condurre ulteriori ricerche cliniche per confermare questi risultati nei pazienti e valutare attentamente i potenziali benefici e le precauzioni necessarie, soprattutto in persone più anziane.[40]

STUDI CLINICI RECENTI

L'aumento dell'incidenza dell'Alzheimer (AD) è stato associato all'eccessivo peso corporeo derivante da una dieta ricca di carboidrati e grassi. Al contrario, ridurre l'apporto calorico attraverso una dieta equilibrata potrebbe contribuire a una vita sana più lunga e ridurre il rischio di Alzheimer e demenza correlata.

Diverse tipologie di diete sono state proposte a tale scopo, tra cui la dieta mediterranea, la dieta DASH (Dietary Approaches to Stop Hypertension) e la dieta MIND (Mediterranean-DASH Diet Intervention for Neurodegenerative Delay). Le evidenze raccolte da questi studi indicano che ridurre l'assunzione di acidi grassi trans, grassi saturi e latticini ad alto contenuto di grassi, ed aumentare il consumo di verdure, frutta, legumi (come fagioli, piselli e lenticchie) e cereali integrali, può abbassare il rischio di sviluppare l'AD.[41,42,43]

Il FINGER (Finnish Geriatric Intervention Study to Prevent Cognitive Impairment and Disability) rappresenta il pionieristico studio di lunga durata che dimostra come un intervento multidimensionale (ovvero che coinvolge diversi aspetti) basato sullo stile di vita possa migliorare i fattori di rischio vascolari e legati allo stile di vita. Le azioni intraprese comprendono cambiamenti dello stile di vita, monitoraggio e modifiche della dieta, attività fisica regolare, attività intellettuali e controllo dei fattori di rischio cardiovascolari. Questo intervento non solo preserva la funzionalità cognitiva, ma riduce anche l'insorgenza del declino cognitivo tra gli individui anziani a rischio di deterioramento cognitivo. Lo studio è stato avviato in Finlandia ed è un'importante iniziativa internazionale volta a valutare gli effetti delle modifiche dello stile di vita e delle strategie di intervento su persone a rischio di sviluppare demenza e Alzheimer.

I risultati preliminari dello studio suggeriscono che l'adozione di uno stile di vita sano e il coinvolgimento in attività fisiche e cognitive possono avere un impatto positivo sulla funzione cognitiva e ridurre il rischio di declino cognitivo.

Il FINGER Study, ad oggi, sta evidenziando l'importanza degli interventi dello stile di vita nella prevenzione e nel rallentamento del declino cognitivo negli anziani a rischio. Questi risultati hanno implicazioni significative per la salute pubblica e la gestione delle condizioni legate all'invecchiamento, inclusa la demenza.[44,45]

LIMITI DELLA SPERIMENTAZIONE CLINICA

Bisogna considerare che i pazienti coinvolti negli studi riguardanti malattie neurodegenerative potrebbero avere un'età compresa tra i 60 e gli 80 anni. Pertanto, è cruciale garantire che qualsiasi approccio più aggressivo non comporti una perdita di peso dovuta a restrizioni caloriche. È essenziale monitorare attentamente l'equilibrio elettrolitico (come indicato in precedenza, l'equilibrio tra tutti i minerali come calcio, magnesio, sodio, potassio, ecc. nel corpo che mantiene lo stato di salute dell'individuo) e assicurarsi che non si verifichino nuovi cambiamenti nei livelli di attività cerebrale o di energia.

Generalmente, la dieta mima-digiuno deve essere evitata da persone sopra i 65-70 anni per limitare la perdita di massa muscolare, ma per i pazienti che si trovano sopra i 65 anni di età e che godono di buona salute, la dieta mima-digiuno, potrebbe rappresentare un'opzione promettente, previa però, autorizzazione medica.

DIGIUNO E AUTOIMMUNITÀ

Tra i cambiamenti spesso correlati all'invecchiamento, ma che possono manifestarsi a qualsiasi età, c'è il danneggiamento o il malfunzionamento delle cellule del sistema immunitario che può portare ad uno stato infiammatorio che a sua volta può contribuire all'insorgere di malattie autoimmuni.

Ad esempio, in condizioni normali alcune cellule del sangue dette globuli bianchi, tra cui linfociti T, macrofagi e neutrofili producono una serie di proteine chiamate 'citochine', tra cui il TNF-alfa e l'IL-6. Queste citochine svolgono un ruolo cruciale nel coordinare le diverse funzioni del sistema immunitario. Tra queste funzioni rientra l'attacco e la distruzione di batteri e virus che possono minacciare il corpo, così come l'identificazione e l'eliminazione di cellule danneggiate, tra cui le cellule tumorali. In sostanza, le citochine svolgono un ruolo di comunicazione tra le cellule immunitarie, permettendo loro di collaborare in modo efficace per difendere il corpo contro le minacce esterne e le cellule anomale all'interno del corpo stesso.

Con l'avanzare dell'età e in associazione a numerose malattie, la produzione di questi fattori può diventare irregolare, con le cellule immunitarie che li rilasciano anche quando non sono necessari, causando stati infiammatori cronici. Questo può portare a una lieve infiammazione sistemica, cioè che coinvolge tutto il corpo. L'infiammazione può contribuire all'insorgere di malattie autoimmuni come la sclerosi multipla o il diabete di tipo I, in cui le cellule immunitarie attaccano parti del corpo, o malattie non immunologiche, come il cancro e le malattie cardiovascolari.

Uno dei modi per valutare se questa infiammazione sistemica è in atto è misurare il livello di Proteina C-reattiva (PCR) nel sangue, proteina prodotta dal fegato in risposta a processi infiammatori o a infezioni.

Sulla base di queste misurazioni, emerge che circa un terzo degli adulti negli Stati Uniti soffre di infiammazione sistemica. In altre parole, circa un terzo degli statunitensi, ma anche una vasta parte di italiani, europei e altre popolazioni che seguono la cosiddetta "dieta occidentale", ricca di alimenti che contengono un eccesso di grassi e zuccheri, soffrono di questa disfunzione, dovuta in parte all'invecchiamento e in parte a comportamenti non salutari, come obesità, dieta occidentale ed esposizione ad agenti infettivi.

In aggiunta, nonostante molti italiani credano che la "dieta mediterranea" li protegga da questi problemi, questa forma di alimentazione, anche nella sua variante più salutare, ha un impatto limitato sull'invecchiamento e sulle malattie. Ancora più allarmante è il fatto che solo una minoranza degli italiani (meno del 10%) adotta questa forma particolarmente protettiva di dieta mediterranea.

Come indicato, l'infiammazione sistemica è legata all'insorgere di malattie autoimmuni. I disturbi immunitari più rilevanti sono le malattie autoimmuni come il diabete di tipo I, la sclerosi multipla, il morbo di Crohn, la psoriasi, il lupus e l'artrite reumatoide, per citare le più comuni.

Un'analisi recente a livello globale ha rilevato che circa l'8-9% della popolazione mondiale è affetto da una delle principali 29 malattie autoimmuni. Un dato allarmante è che l'incidenza di queste malattie, ovvero il numero di nuovi casi diagnosticati, è in aumento da 30 anni, ma negli ultimi 10 anni ha registrato un incremento significativo del 19% ogni anno.[46] Ciò significa che in tutto il mondo le malattie autoimmuni raddoppiano ogni cinque anni. Certamente, parte di questa tendenza deriva dalla maggiore accuratezza delle diagnosi e dall'attenzione alla salute delle persone, ma è molto probabile che un fattore significativo sia l'ambiente circostante e il nostro stile di vita.

Dato che le patologie autoimmuni rappresentano una classe di disturbi in cui il sistema immunitario del corpo attacca erroneamente i propri tessuti sani, causando infiammazione e danni ai vari organi, nella ricerca di nuove strategie terapeutiche l'attenzione si è rivolta anche all'impiego del digiuno e delle sue diverse forme come possibile intervento complementare.

In questi ultimi anni di ricerca, gli studi sugli animali e alcune evidenze preliminari sull'uomo hanno infatti suggerito che il digiuno potrebbe avere effetti positivi nelle patologie autoimmuni. In particolare, il digiuno sembra provocare nei topi un calo importante del numero di globuli bianchi, che ritornano poi a livelli normali quando i topi riprendono a mangiare regolarmente, permettendo quindi una sorta di rigenerazione delle cellule del sistema immunitario.[47]

SCLEROSI MULTIPLA: STUDI PRECLINICI

La sclerosi multipla (SM) è una malattia neurodegenerativa, ma anche autoimmune del sistema nervoso centrale in cui il sistema immunitario attacca erroneamente la mielina, la sostanza che riveste le fibre nervose, causando infiammazione e danni che possono portare ad irrigidimento del corpo e dei muscoli, perdita di equilibrio e della forza.

La gestione della sclerosi multipla coinvolge principalmente terapie farmacologiche mirate a rallentare il progresso della malattia e alleviare i sintomi. Tuttavia, alcuni pazienti e ricercatori hanno esplorato l'uso di interventi nutrizionali, tra cui il digiuno, come parte di un approccio integrato per affrontare la malattia.

In uno studio del 2016, il Professor Longo e il suo team di ricerca hanno dimostrato che cicli periodici di 3 giorni di una dieta mima-digiuno sono efficaci nel migliorare la demielinizzazione (assottigliamento o perdita completa della guaina mielinica, cioè, come indicato, dello strato che ricopre le fibre nervose del sistema nervoso centrale e periferico e che è fondamentale per garantirne il funzionamento corretto) e i sintomi in un modello sperimentale di topi.

Questi cicli di dieta mima-digiuno hanno ridotto l'intensità clinica della malattia in tutti i topi e sono stati in grado di invertire completamente i sintomi nel 20% degli animali.

I risultati indicavano che ciascun ciclo di dieta mima-digiuno riusciva a uccidere una parte delle cellule autoimmuni e 3 cicli potevano far regredire i sintomi della malattia in tutti i topi. Allo stesso tempo, la dieta mima-digiuno promuoveva la rigenerazione della mielina danneggiata nel midollo spinale. [48]

Nello stesso studio venivano riportati anche i risultati di uno studio pilota su 60 pazienti con sclerosi multipla, di cui vengono spiegati i dati preliminari qui di seguito.

SCLEROSI MULTIPLA: STUDI CLINICI

Nella stessa pubblicazione, sono stati riportati i risultati di uno studio pilota randomizzato per verificare sicurezza e fattibilità della dieta mima-digiuno e della dieta chetogenica, che analizzeremo in seguito, in 60 pazienti con sclerosi multipla recidivante-remittente (RRMS) che sta a indicare una condizione in cui la malattia si presenta con recidive cliniche occasionali (ovvero un ripresentarsi occasionale dei sintomi), seguite da remissione (assenza di sintomi) con recupero parziale o completo.

I 60 pazienti sono stati suddivisi infatti in tre gruppi: 20 di loro hanno seguito una dieta di controllo, cioè senza sostanzialmente cambiare nulla rispetto all'alimentazione consueta, 20 di loro hanno seguito una dieta chetogenica per 6 mesi (che spiegheremo a breve) e gli altri 20 hanno seguito un ciclo singolo di dieta mima-digiuno seguito da una dieta mediterranea (a base di cereali integrali, legumi, frutta a guscio, frutta, verdura ed olio extra vergine di oliva principalmente), sempre per 6 mesi totali.

Nonostante al momento non esista un consenso sulle terapie dietetiche più efficaci nel trattamento della sclerosi multipla (SM) lo studio ha voluto esplorare, nell'analisi della dieta mima-digiuno, la dieta chetogenica in quanto alcuni pazienti con sclerosi multipla hanno sperimentato benefici da questa dieta, anche se le prove scientifiche sono ancora limitate. Cos'è in dettaglio la dieta chetogenica?

La dieta chetogenica è una dieta ad alto contenuto di grassi, bassa in carboidrati e moderata in proteine che mira a indurre uno stato di chetosi nel corpo, stato in cui il corpo inizia a utilizzare i grassi come principale fonte di energia anziché i carboidrati. L'assunzione di grassi attraverso frutta a guscio, semi, olive, avocado, latticini e di proteine come carne, pesce e uova senza assumere carboidrati complessi e zuccheri semplici fa sì che il corpo possa utilizzare principalmente i grassi come fonte di energia. Di conseguenza, si verificano dei cambiamenti importanti a livello metabolico che portano il corpo ad entrare in uno stato di chetosi, che si verifica quando i corpi chetonici si ritrovano nel sangue (chetonemia) e nelle urine (chetonuria). Come indicato in precedenza, i corpi chetonici, prodotti dal fegato, sono derivati dei lipidi e sono utilizzati come fonte di energia.

Tornando al nostro studio, nonostante alcuni effetti collaterali, le terapie alimentari sono state ben tollerate e non sono state accompagnate da problemi gravi. Sia i pazienti che hanno seguito la dieta mima-digiuno, sia quelli che hanno seguito la dieta chetogenica hanno riferito miglioramenti dei livelli di qualità della vita, ossia una riduzione dei sintomi che determinavano un malessere quotidiano. Gli effetti positivi riportati includono una riduzione dell'infiammazione, un miglioramento della funzione cognitiva, una riduzione del senso di fame e una maggiore energia. Tuttavia, sono necessarie ulteriori ricerche per confermare tali risultati e determinare il suo impatto a lungo termine sulla progressione della sclerosi multipla.[49]

In generale, i risultati indicano che entrambe le diete possono essere considerate degli approcci nutrizionali promettenti, ma ulteriori ricerche sono necessarie per valutarne pienamente l'efficacia.

Una differenza importante tra il protocollo della dieta mima-digiuno e la dieta chetogenica riguarda la tempistica. Infatti, mentre la dieta chetogenica è stata seguita in maniera continuativa per sei mesi, la dieta mima-digiuno è durata solo sette giorni all'inizio dei sei mesi di studio. Questa alternanza tra digiuno e rialimentazione sembra essere alla base della diminuzione dei linfociti autoimmuni, cellule del sistema immunitario responsabili di innescare i sintomi della malattia.

Poiché, a differenza degli esperimenti condotti sui topi, la dieta mima-digiuno è stata somministrata ai pazienti una sola volta, sarà importante testare gli effetti di cicli multipli su pazienti affetti da sclerosi multipla in studi più ampi, randomizzati (con assegnazione casuale del trattamento) e controllati. Uno studio di questo tipo è attualmente in corso presso l'Ospedale San Martino di Genova e dovrebbe essere pubblicato a breve.

DIABETE DI TIPO I

Il diabete di tipo I, noto anche come diabete mellito di tipo I o diabete insulino-dipendente, è una malattia cronica autoimmune. In questa condizione, il sistema immunitario del corpo attacca e distrugge le cellule beta nel pancreas, che sono responsabili della produzione di insulina. L'insulina è un ormone essenziale per regolare il livello di zucchero nel sangue, consentendo alle cellule di assorbire il glucosio e utilizzarlo come fonte di energia.

La perdita delle cellule beta e, di conseguenza, della capacità di produrre insulina, porta a un'elevata concentrazione di zucchero nel sangue, causando i sintomi tipici del diabete, tra cui sete eccessiva, aumento della minzione (produzione di urina), affaticamento, perdita di peso e visione offuscata. Questi sintomi possono verificarsi improvvisamente.

Il diabete di tipo I, a differenza del diabete di tipo II, è solitamente diagnosticato in età giovanile, spesso durante l'infanzia o l'adolescenza, ma può manifestarsi a qualsiasi età. La causa esatta del diabete di tipo I non è completamente compresa, ma si ritiene che sia il risultato di una combinazione di fattori genetici e ambientali. La predisposizione genetica sembra essere un elemento importante e, in alcuni casi, l'insorgenza della malattia può essere scatenata da infezioni virali o altri fattori ambientali.

Il trattamento principale del diabete di tipo I consiste nell'assunzione quotidiana di insulina attraverso iniezioni o una pompa per insulina. Questo è essenziale per mantenere il controllo del glucosio nel sangue e prevenire complicazioni a lungo termine come danni ai vasi sanguigni, ai reni, agli occhi, ai nervi e al cuore. Gli individui con diabete di tipo I devono anche monitorare attentamente la loro dieta e l'attività fisica per mantenere stabili i livelli di zucchero nel sangue.

La gestione del diabete di tipo I richiede una buona conoscenza della malattia e il coinvolgimento attivo del paziente per garantire il benessere a lungo termine. La ricerca continua per trovare nuovi trattamenti e terapie per il diabete di tipo I e migliorare la qualità di vita delle persone colpite da questa condizione.

DIABETE DI TIPO I E DIGIUNO: GLI STUDI ATTUALI

In uno studio pubblicato nel 2017, il gruppo di ricerca del professor Longo ha dimostrato che la dieta mima-digiuno causa una temporanea riduzione del numero delle cellule beta nel pancreas, seguita da una loro successiva rigenerazione dopo il ripristino dell'alimentazione.[50] In particolare, sei-otto cicli di dieta mima-digiuno e rialimentazione hanno permesso di eliminare le cellule beta non attive, andandole a sostituire con delle nuove cellule beta funzionanti e in grado di produrre e rilasciare insulina. Il ripristino dell'insulina ha permesso, a sua volta, di riportare i livelli di glucosio nel sangue a livelli praticamente normali.

Attraverso ulteriori approfondimenti sperimentali, la rigenerazione delle cellule beta del pancreas ha suggerito ai ricercatori che la dieta mima-digiuno è in grado di modificare l'espressione genica che normalmente sopprime la generazione di cellule beta nel diabete di tipo I. In altre parole, ripristina la produzione delle cellule responsabili della produzione di insulina nel pancreas.

Questi risultati mostrano come controllare cosa mangiamo può avere un impatto enorme sulle cellule del nostro corpo e persino influenzare come funzionano. Questa scoperta potrebbe diventare un modo importante per aiutare le persone con diabete di tipo I e altre malattie in cui il corpo attacca se stesso. In pratica, potrebbe significare usare il cibo in modo specifico per aiutare a trattare queste condizioni, aprendo nuove strade per i trattamenti medici.

È importante esercitare cautela nell'applicare la dieta mima-digiuno in combinazione con terapie ipoglicemizzanti come l'insulina, volte ad abbassare i livelli di zucchero nel sangue nei pazienti con diabete di tipo I. Questo perché la combinazione di una dieta restrittiva come la dieta mima-digiuno con farmaci ipoglicemizzanti (che riducono la glicemia, cioè la concentrazione di glucosio nel sangue) può comportare rischi significativi per la salute, inclusi episodi di ipoglicemia pericolosa (livelli di zucchero nel sangue troppo bassi), che potrebbero mettere a rischio la vita del paziente. Pertanto, l'uso di questa dieta dovrebbe essere attentamente monitorato da professionisti medici e somministrato in un ambiente controllato, come un ospedale, dove è possibile gestire tempestivamente eventuali complicanze.

Inoltre, è importante sottolineare che il diabete di tipo I può manifestarsi fin dall'infanzia, ma la dieta mima-digiuno non è stata ancora testata in modo approfondito nella popolazione pediatrica. I bambini con diabete di tipo I richiedono cure e terapie specifiche, e qualsiasi intervento dietetico deve essere attentamente valutato per garantire che soddisfi le loro esigenze nutrizionali uniche e non metta a rischio la loro salute.

In sintesi, mentre ci sono interessanti ricerche sul potenziale impatto della dieta mima-digiuno nel diabete di tipo I, è fondamentale attendere i risultati di studi clinici più ampi condotti nei pazienti e consultare sempre un professionista sanitario prima di apportare modifiche significative alla gestione del diabete, specialmente nei casi di diabete di tipo I in età pediatrica.

Nel complesso, il ruolo del digiuno nelle patologie autoimmuni è un campo di ricerca in evoluzione. Sebbene gli studi preliminari suggeriscano che il digiuno potrebbe avere effetti positivi sul sistema immunitario e sulla gravità delle malattie autoimmuni, sono necessarie ulteriori ricerche per comprendere appieno i meccanismi coinvolti e per stabilire linee guida chiare per l'impiego clinico. Prima di considerare qualsiasi forma di digiuno come parte del trattamento, è essenziale consultare, come più volte ripetuto, un medico o un/a professionista o specializzato/a che tenga conto delle specifiche esigenze e condizioni del paziente.

DIGIUNO E CANCRO

L'EFFETTO WARBURG: COSA DIFFERENZIA LE CELLULE TUMORALI DA QUELLE SANE

Oggi sappiamo con certezza che l'alimentazione e il suo effetto sul metabolismo svolgono un ruolo fondamentale nell'efficacia delle terapie per trattare il cancro. Questa comprensione non è nuova, ma risale a circa cento anni fa, quando il famoso scienziato Otto Warburg fece una scoperta rivoluzionaria.

Warburg osservò che le cellule tumorali avevano un comportamento metabolico diverso rispetto alle cellule sane. In particolare, le cellule tumorali erano avide consumatrici di zuccheri (glucosio) e producevano grandi quantità di acido lattico durante il processo metabolico. Quelle sane, invece, preferivano usare altre vie metaboliche che coinvolgono i mitocondri (organelli all'interno delle cellule considerati delle "centrali energetiche") attraverso una via chiamata "ciclo di Krebs". Questa via metabolica, necessaria per la produzione di energia, utilizza l'ossigeno come substrato all'interno di un lungo processo molto più lento ma che permette di ottenere maggior energia.

Le cellule tumorali, invece, a differenza delle cellule sane, sembrano preferire una via metabolica chiamata glicolisi, che implica la produzione di energia a partire dagli zuccheri, anche in presenza di ossigeno. In altre parole, invece di respirare completamente in presenza di ossigeno adeguato, le cellule tumorali fermentano. Questo fenomeno è noto come "effetto Warburg", ed è stato ipotizzato che venga preferito dalle cellule tumorali per proliferare e dividersi velocemente.

Questa scoperta fu pionieristica e contribuì a far vincere a Otto Warburg il premio Nobel nel 1931. Il suo lavoro ha gettato le basi per la nostra comprensione della relazione tra il metabolismo e il cancro.

Negli anni successivi, gli scienziati hanno scoperto ulteriori dettagli su come il metabolismo delle cellule tumorali si differenzi da quello delle cellule sane. Questa comprensione ha portato allo sviluppo di terapie mirate che hanno come bersaglio specifici processi metabolici nelle cellule tumorali, con l'obiettivo di rallentarne la crescita o distruggerle.

In breve, la scoperta di Otto Warburg ha aperto la strada alla ricerca sulla relazione tra il metabolismo e il cancro, dimostrando che l'alimentazione e la regolazione del metabolismo possono influenzare il comportamento delle cellule tumorali. Questo campo di studio è diventato sempre più rilevante nella ricerca sul cancro e sta contribuendo allo sviluppo di nuove strategie terapeutiche per combattere la malattia.

RESISTENZA DIFFERENZIALE ALLO STRESS

Le patologie tumorali sono patologie legate a diversi fattori e anche per questo sono estremamente complesse. La dieta mima-digiuno può essere utile nella loro prevenzione in quanto si possono ridurre alcuni di quei fattori di rischio che possono predisporre alla comparsa di tumori, come la glicemia e l'IGF-1.[51]

Per quanto riguarda invece le terapie, vi sono sempre più studi anche in pazienti con il tumore, riguardo la dieta mima-digiuno. L'ampiezza e la congruenza degli effetti di digiuno e dieta mima-digiuno risultano assai sorprendenti.

Infatti, se pensiamo alla ricerca sul cancro e alle terapie, ogni cura ha la sua specificità. L'immunoterapia, per esempio, è efficace solo contro una minima parte di tumori e solo su una percentuale di pazienti affetti da quei tumori, mentre la terapia ormonale funziona solo su tipologie molto particolari di cellule tumorali dei tumori alla mammella e alla prostata che alla lunga sviluppano una resistenza alla terapia stessa.

Al contrario, digiuno e dieta mima-digiuno possono avere un "effetto jolly" che permette loro di combinarsi e migliorare le prestazioni di molte tipologie di terapie antitumorali, come la chemioterapia, l'immunoterapia, la terapia ormonale e la radioterapia. Questo effetto si fonda su quella che viene definita «resistenza differenziale allo stress» e sulla «sensibilità differenziale allo stress», ossia sulla creazione di condizioni che rendono le cellule tumorali molto più vulnerabili alla terapia e le cellule sane e gli organi molto più resistenti.

In pratica, a differenza della grande maggioranza dei farmaci che sono per definizione specifici e quindi potenzialmente in grado di funzionare su un particolare tipo di tumore e in uno specifico stadio, digiuno e dieta mima-digiuno sfruttano proprietà caratteristiche delle cellule sane e delle cellule tumorali. Come?

Le cellule sane sanno perfettamente cosa fare in condizioni di carenza di cibo, perché da miliardi di anni, se guardiamo ai loro antenati unicellulari, sono state esposte a quella condizione. Come abbiamo visto in precedenza, l'evoluzione ha permesso alle cellule di affrontare periodi di assenza di cibo, sviluppando meccanismi quali l'autofagia (autocannibalismo delle cellule) proprio per riuscire a sopravvivere a periodi più o meno prolungati di digiuno.

Le cellule tumorali, invece, si sono evolute in presenza di nutrienti in eccesso e, quando si trovano in condizioni di digiuno, cercano disperatamente di sopravvivere continuando a mangiare ciò che trovano. Se non è presente cibo, ma solamente la terapia antitumorale, ecco che le cellule "mangeranno" più chemioterapia (o altre terapie in corso). È in questo modo che la terapia diventa più efficace contro le cellule tumorali, mentre le cellule sane riescono a proteggersi da essa e a subirne meno gli effetti collaterali. Il digiuno risulta essere quindi un "jolly" terapeutico importante.

NON SOLO IL DIGIUNO

Come appena visto le cellule tumorali acquisiscono talmente tante mutazioni e cambiamenti nel DNA da non essere più capaci di gestire correttamente la mancanza di cibo. Questo condiziona fortemente una delle loro caratteristiche principali, ossia la loro rapida crescita e proliferazione. Il loro scopo, infatti, è moltiplicarsi il più possibile e per questo motivo hanno bisogno di molti nutrienti da cui trarre energia, in particolare di zuccheri e amminoacidi e di fattori di crescita per sostenere la loro divisione e moltiplicazione continua. Quando questi mancano, le cellule tumorali non riescono a crescere e proliferare.

Tra i vari fattori e segnali di crescita, anche l'insulina potrebbe sostenere la crescita di determinati tumori, perché essa è un ormone con effetto "anabolico", ossia che favorisce la costruzione e quindi la crescita delle cellule tumorali.

Riuscire a tenere bassi tutti questi fattori (glicemia, amminoacidi, fattori di crescita e insulina) può potenzialmente contribuire all'effetto "jolly" del digiuno, in abbinamento alle terapie standard.

Queste informazioni, tuttavia, ci permettono anche di comprendere meglio quanto sia importante anche il resto dell'alimentazione, ossia l'alimentazione di tutti i giorni che, insieme al digiuno periodico, può contribuire a mantenere bassi questi fattori, nutrendo adeguatamente il paziente.

Quando parliamo di digiuno, non si può tuttavia non pensare a un tema piuttosto dibattuto da parte di molti professionisti sanitari: quello di non far dimagrire il paziente oncologico. Ciò è corretto e una eccessiva malnutrizione può condurre anche alla condizione nota come cachessia, in cui c'è una perdita muscolare e in generale di massa magra eccessiva. Questa condizione è totalmente da evitare, ma è anche vero che molti pazienti oncologici sono sovrappeso o addirittura obesi e una perdita di peso in maniera sana può essere utile alla cura stessa.

In aggiunta, molti individui hanno paura di non assumere abbastanza proteine, quando in realtà il loro apporto risulta eccessivo e potrebbe essere associato a problemi, come vedremo di seguito.

RUOLO DELLE PROTEINE

Esiste una chiara distinzione tra coloro che consumano elevate quantità di proteine, specialmente di origine animale, e coloro che presentano livelli ridotti di assunzione proteica. Inoltre, è possibile stabilire un collegamento tra assunzione di proteine e fasce di età, poiché ad ogni fascia d'età è associato un determinato introito proteico per sostenere le normali funzioni dell'organismo.

Un rilevante studio epidemiologico condotto dal gruppo di ricerca del professor Longo nel 2014 ha evidenziato un interessante legame tra l'assunzione di proteine e il rischio di sviluppare patologie legate all'invecchiamento, in particolare il cancro, nei soggetti di età inferiore ai 65 anni. Si è constatato che un'assunzione di proteine superiore al 20% è associata a un incremento del rischio in questa fascia d'età. Tuttavia, la stessa quantità di proteine sembra comportare un minor rischio per le persone con un'età superiore ai 65 anni.

Questo risultato è in parte correlato ai livelli di IGF-1 (fattore di crescita simile all'insulina). Negli adulti, il mantenimento del livello di IGF-1 è importante per evitare la perdita di massa muscolare, da una parte, ma è altrettanto cruciale mantenerlo entro limiti moderati per prevenire una crescita eccessiva delle cellule, inclusi i potenziali tumori, dall'altra.

Nei soggetti di età superiore ai 65 anni, i livelli di IGF-1 tendono naturalmente a diminuire, causando, ad esempio, la perdita di massa muscolare. Di conseguenza, le persone al di sotto dei 65 anni necessitano di una quantità inferiore di proteine, mentre quelle oltre questa soglia beneficiano di un maggiore apporto proteico.[52]

L'associazione tra l'IGF-1 e l'assunzione di proteine è dovuta al fatto che le proteine, in particolare gli amminoacidi che le costituiscono, sono un fattore essenziale per la costruzione dell'IGF-1. Quando una persona consuma proteine, il corpo digerisce queste proteine in amminoacidi che vengono quindi utilizzati per la produzione di nuove proteine, tra cui l'IGF-1.

La correlazione tra IGF-1 e il relativo rischio di cancro è stata confermata da altri studi di popolazione, chiamati anche "epidemiologici". Per esempio, nel caso del carcinoma mammario, si è osservato un aumento del rischio in presenza di livelli elevati di IGF-1. Analogamente, nei casi di cancro alla prostata, si è notata un'associazione tra un aumento dei livelli di IGF-1 e un maggiore rischio di sviluppo.[53]

Al fine di dimostrare l'influenza dell'apporto delle proteine sull'incidenza e sulla progressione dei tumori, è stato condotto uno studio su cavie (*cfr. Approfondimento e Disclaimer), in cui gli animali sono stati alimentati con due diete distinte. Una dieta era caratterizzata da un elevato contenuto proteico, mentre l'altra da un basso contenuto proteico. Il gruppo con minor apporto di proteine ha manifestato il minor numero di casi tumorali registrati. Questo risultato è particolarmente significativo poiché evidenzia anche una minore incidenza nella progressione dei tumori.

In conclusione, l'assunzione di proteine è in grado di stimolare la crescita delle cellule, sia attraverso la produzione dell'ormone della crescita che di altri fattori come IGF-1, di attivare vie di segnalazione specifici come Tor e S6-chinasi, che sono segnali pro-crescita, pro-invecchiamento e pro-malattia per la cellula. D'altra parte, la modulazione di questi percorsi, o riducendo i livelli di IGF-1 o l'apporto proteico stesso, può avere un impatto significativo sullo sviluppo di malattie legate all'invecchiamento.

Per fare un po' di chiarezza nella complessa associazione tra i livelli di IGF-1 e la mortalità nell'essere umano, il professor Longo, insieme al suo gruppo di ricerca, ha recentemente condotto una metanalisi che raccoglie i risultati di numerosi studi, evidenziando che sia livelli elevati che bassi di IGF-1 aumentano il rischio di mortalità. Questo importante studio ha permesso di identificare i livelli ideali associati alla mortalità più bassa e risultano essere di 120-160 ng/ml.[54]

STUDI PRECLINICI

Ancora una volta, va sottolineato che le diete mima-digiuno sono state concepite come un mezzo per superare le carenze nutrizionali (soprattutto di micronutrienti come vitamine e minerali) associabili al digiuno tradizionale, fornendo comunque un adeguato apporto nutritivo.

La dieta mima-digiuno è caratterizzata da un basso apporto calorico e una ridotta quantità di zuccheri. Gli zuccheri presenti provengono da carboidrati complessi e sono associati a grassi salutari come quelli presenti in olive, semi, frutta a guscio ed olio extra vergine di oliva. La composizione nutrizionale così formulata permette al corpo di essere in un deficit calorico tale da ottenere tutti i benefici del digiuno a livello metabolico, senza tuttavia andare incontro a malnutrizione.

Inizialmente, questa dieta è stata testata su topi di mezza età (*cfr. Approfondimento - Disclaimer), a cui sono stati somministrati cicli di quattro giorni di dieta mima-digiuno ogni due settimane. In modo sorprendente, questa procedura ha completamente invertito il declino legato all'invecchiamento nella produzione di globuli rossi. Inoltre, si è scoperto che il numero di globuli bianchi, fondamentali per il sistema immunitario, è correlato all'insorgenza dei tumori in relazione all'età.

Questo trattamento ha sensibilizzato i tumori alla chemioterapia senza danneggiare le cellule normali, comprese quelle coinvolte nella produzione di cellule del sangue (globuli rossi, bianchi e piastrine) e quelle del sistema immunitario. Nei topi sottoposti a cicli regolari di dieta mima-digiuno ogni due settimane, si è verificata una riduzione complessiva dell'incidenza dei tumori e un notevole ritardo nello sviluppo dei tumori, specialmente nei linfomi, che sono una tipologia di cancro che si sviluppa nel sistema linfatico, parte del sistema immunitario del corpo. Il linfoma si sviluppa quando le cellule linfatiche, chiamate linfociti, crescono in modo anomalo e non controllato, formando tumori nei tessuti linfatici.

L'uso combinato di chemioterapia e dieta mima-digiuno nei topi ha aumentato il numero di linfociti nei tumori, ritardando la progressione del cancro al seno e del melanoma, probabilmente migliorando la capacità dei linfociti T (che combattono le sostanze estranee al corpo) di uccidere selettivamente le cellule tumorali e stimolando il sistema responsabile della produzione delle cellule del sangue, contribuendo così a combattere il cancro.[55]

DIGIUNO E CANCRO: GLI STUDI CLINICI

Per quanto riguarda invece gli esseri umani, a livello fisiologico, durante l'applicazione del protocollo di dieta mima-digiuno, come visto in precedenza, vi è una significativa riduzione dei livelli di glucosio, insieme a una notevole diminuzione dell'infiammazione sistemica (cioè l'infiammazione che riguarda tutto il corpo, non localizzata in un punto), come evidenziato dall'indicatore PCR (proteina C reattiva), strettamente legato alle malattie cardiovascolari e all'infiammazione generale. Ancora più rilevante, l'IGF-1, ha subito una notevole riduzione nei pazienti che presentavano i livelli più elevati di questo fattore di crescita simile all'insulina.[56]

Questa combinazione di risultati suggerisce che le diete mima-digiuno possono potenzialmente influenzare in modo significativo la prevenzione del cancro nell'essere umano tramite la riduzione di fattori di rischio come IGF-1 e lo stato infiammatorio.

Tornado alla combinazione tra dieta mima-digiuno e terapie anti-tumorali standard, uno dei primi articoli scientifici che ha dimostrato quanto un digiuno controllato sia in grado di ridurre la crescita delle cellule tumorali e di aumentarne la sensibilità alla chemioterapia risale al 2012 ed è stato pubblicato sul "New England Journal of Medicine".[57] L'obiettivo di questo studio era capire se i risultati ottenuti su topi e cellule tumorali potessero essere conseguiti anche nei pazienti oncologici.

A questo studio, se ne sono susseguiti altri che ne condividevano lo scopo. Infatti, negli ultimi 10 anni sono stati pubblicati almeno 13 nuovi studi clinici che hanno coinvolto circa 3000 persone e almeno 8 sono gli studi clinici (che prevedono risultati su oltre 2500 pazienti) in corso in tutto il mondo proprio su questo argomento.[58]

Le informazioni disponibili al momento indicano che un digiuno/dieta mima-digiuno possa essere abbinato/a alle terapie standard, laddove l'oncologo che segue il paziente sia d'accordo, per poter diminuire gli effetti collaterali e potenzialmente aumentare l'efficacia del trattamento. In pratica, si combinano più terapie standard, come l'immunoterapia o la terapia ormonale, a terapie nutrizionali in cui viene rivoluzionata la disponibilità di nutrienti sia durante sia dopo la terapia.

Basandosi su studi clinici già completati che hanno sperimentano l'uso del digiuno e della dieta mima-digiuno abbinati ai farmaci standard, i risultati indicano che la combinazione di questi due elementi è sicura e potenzialmente efficace nel proteggere le cellule sane dagli effetti tossici della chemioterapia e dai danni al DNA nelle cellule del sistema immunitario, nel fornire un miglioramento in diversi parametri di qualità della vita e una riduzione della sensazione di spossatezza.

Ad esempio, in uno studio incrociato randomizzato (studio in cui i partecipanti vengono suddivisi casualmente in due o più gruppi, ricevono il trattamento e successivamente si scambiano di gruppo), condotto su 34 pazienti affetti da tumore al seno o ovarico che avevano intrapreso un regime dietetico di mima-digiuno in contemporanea con la chemioterapia, è emerso un notevole miglioramento della loro qualità di vita. In effetti, si è potuto constatare un innalzamento dei livelli di benessere sotto i profili sociale, emotivo e funzionale. In particolare, l'abbinamento con la dieta mima-digiuno ha permesso la riduzione delle tossicità derivante dal trattamento chemioterapico.[59]

Gli studi dimostrano, quindi, che il digiuno può essere applicato in pazienti che presentano diverse condizioni di avanzamento del tumore, sia esso primario, recidivante (che si ripresenta) o metastatico (diffuso in varie parti del corpo), purché sussistano alcune condizioni di sicurezza e fattibilità. Ad esempio, è consigliabile che il paziente abbia un peso normale con BMI di almeno 20 kg/m^2 e con un angolo di fase, cioè un indicatore della funzionalità muscolare, di almeno 5. La frequenza dell'eventuale digiuno non deve compromettere lo stato di salute (se non positivamente) del paziente, per cui non sarà superiore ai cinque giorni al mese e il peso eventualmente perso dal paziente dovrà essere recuperato in maniera sana tra un ciclo di digiuno e l'altro.

È assolutamente necessario attendere i risultati degli studi clinici sulla sopravvivenza a lungo termine, così come definire protocolli chiari in termini di nutrienti, tempistiche e frequenze nei diversi tipi di pazienti, ma i primi studi clinici in cui vengono affiancati digiuno/dieta mima-digiuno e chemioterapia sono piuttosto promettenti.

Da un recente studio condotto in 131 pazienti affette da tumore alla mammella, ad esempio, risulta che le pazienti sottoposte alla dieta mima-digiuno non hanno verificato un aumento degli effetti collaterali, nonostante l'assenza di un farmaco glucocorticoide (dexametasone) che viene normalmente somministrato per ridurre gli effetti collaterali delle terapie. Questo ha dato una prima evidenza a supporto del fatto che la dieta mima-digiuno potrebbe sostituirlo allo scopo di ridurre gli effetti collaterali.

Inoltre, il numero di pazienti sulle quali la chemioterapia è risultata inefficace è quasi 3 volte minore nel gruppo della dieta mima-digiuno e oltre 5 volte minore nelle pazienti che hanno combinato quella dieta con le chemioterapie per almeno la metà dei cicli (maggiore aderenza).[60] Questa risposta è stata accertata tramite mezzi radiografici (risonanza magnetica, ecografia) e patologici. Dall'analisi delle masse tumorali asportate chirurgicamente, infatti, si è visto che il 45% delle masse asportate dalle pazienti che avevano abbinato la maggior parte dei cicli di chemioterapia con la dieta mima-digiuno erano dal 90 al 100% libere dal cancro, contro il 20% di quelle che avevano continuato ad alimentarsi in modo normale.

Da notare che più cicli di dieta mima-digiuno venivano ripetuti, migliore risultava la risposta delle pazienti, in particolare:

- elevata risposta della patologia (90-100% libere dal cancro) osservata in appena l'8% delle pazienti che non avevano completato alcun ciclo di dieta mima-digiuno;
- 29% di quelle che avevano completato solo un ciclo di dieta mima-digiuno;
- 33% di quelle che avevano completato metà dei cicli di dieta mima-digiuno;
- 53% di quelle che avevano combinato tutti i cicli di chemioterapia con la dieta mima-digiuno.

Questo studio ha dimostrato anche quanto la dieta mima-digiuno sia in grado di provocare cambiamenti, tra cui l'incremento dei corpi chetonici (chetogenesi) e l'abbassamento del glucosio, dell'insulina e del fattore di crescita IGF-1, tutti noti per la loro capacità di ridurre la sopravvivenza e la crescita dei tumori, come confermato in studi clinici successivi.[61]

All'inizio del 2022, è stato condotto uno studio clinico che ha coinvolto 101 pazienti presso l'Istituto Nazionale per il Cancro di Milano e i risultati sono stati pubblicati sulla rivista "Cancer Discovery". Oltre a confermare che l'abbinamento della dieta mima-digiuno ai trattamenti antitumorali può portare a cambiamenti nel metabolismo che sono responsabili degli effetti anticancro del digiuno (già visti in esperimenti sugli animali *cfr. Approfondimento - Disclaimer), come la riduzione costante degli zuccheri nel sangue e dei fattori di crescita, questa nuova ricerca ha rivelato un importante rinnovamento del sistema immunitario. Questa trasformazione ha portato a un miglioramento della risposta del sistema immunitario al cancro, collegato a migliori risultati clinici per i pazienti affetti da questa malattia.[62]

Dei 101 pazienti arruolati in questo studio clinico, i ricercatori hanno segnalato cinque casi con risposte eccezionali che coinvolgevano pazienti affetti da tumori molto avanzati e quindi con prognosi sfavorevole: uno con cancro polmonare a piccole cellule in stadio avanzato; uno con adenocarcinoma pancreatico metastatico; uno con cancro del colon metastatico; due con cancro al seno triplo-negativo metastatico. Questi pazienti hanno ottenuto risposte tumorali complete e durature (ovvero la terapia ha funzionato bene nel tempo) quando sono stati trattati con una combinazione di cicli di dieta mima-digiuno e i loro trattamenti standard. Questi risultati sono stati caratterizzati come "risposte tumorali eccezionali", come esaminato in un articolo pubblicato successivamente sulla rivista scientifica "European Journal of Cancer".[63]

Infine, un recentissimo studio clinico condotto su 14 pazienti con cancro al seno triplo-negativo in fase avanzata ha mostrato un aumento quasi del doppio della sopravvivenza complessiva quando il trattamento chemioterapico era abbinato alla dieta mima-digiuno. Inoltre, il 20% di queste pazienti è sopravvissuto fino a 40 mesi, a differenza delle pazienti trattate solo con chemioterapia. Questo è sicuramente un piccolo studio, ma dagli effetti significativi che varrà la pena approfondire.[64]

DIGIUNO E CANCRO: IN CONCLUSIONE

Le evidenze precliniche hanno dimostrato che la privazione di nutrienti potenzia l'attività antitumorale della chemioterapia, dell'immunoterapia o delle terapie mirate nei modelli di cancro. Questo accade sia perché il digiuno ha effetti diretti contro le cellule tumorali, agendo su di esse in modo che non possano crescere, sia perché porta a cambiamenti positivi nelle cellule del sistema immunitario presenti nel tumore. Diversi studi clinici hanno dimostrato che il digiuno e le diete mima-digiuno sono fattibili e ben tollerati in combinazione con le terapie standard per i pazienti oncologici, riducendo le tossicità e gli effetti collaterali correlati alla chemioterapia.

Infine, nonostante la mancanza di dati conclusivi provenienti da studi clinici randomizzati, attualmente in corso, gli studi clinici preliminari suggeriscono che questa strategia nutrizionale sperimentale potrebbe potenziare l'efficacia della chemioterapia nei pazienti oncologici.

Gli studi in corso e quelli futuri permetteranno di caratterizzare il ruolo del digiuno nel migliorare l'assistenza ai pazienti oncologici.

DIGIUNO E DIABETE

Il diabete di tipo 2 è diventato una delle patologie più diffuse a livello mondiale, con un aumento significativo nel corso degli ultimi decenni. Secondo l'Organizzazione Mondiale della Sanità, il numero di diagnosi di diabete nel mondo è aumentato in modo impressionante, passando da 100 milioni di casi nel 1980 a 422 milioni nel 2014. Questa tendenza preoccupante sta diventando sempre più comune in molte aree del globo.

Per esempio, negli Stati Uniti, più di 27 milioni di persone sono affette da diabete, con altri 86 milioni che si trovano in uno stato di prediabete. In Italia, più di 3 milioni e 200 mila persone sono diabetici, il 5,3% della popolazione nazionale, e questa cifra è ancora più alta tra gli individui over 65, con un tasso del 16,5% (dati ISTAT 2020).

COSA È IL DIABETE?

Il diabete è una malattia cronica caratterizzata dalla presenza di elevati livelli di glucosio nel sangue (iperglicemia) e dovuta a un'alterata quantità o funzione dell'insulina. Quest'ultimo è l'ormone prodotto dal pancreas che consente al glucosio l'ingresso nelle cellule e di essere utilizzato come fonte energetica.[65] Quando questo meccanismo è alterato, il glucosio si accumula nel circolo sanguigno senza riuscire ad essere utilizzato causando uno stato di iperglicemia cronica.

Questa patologia si divide in due forme principali: diabete di tipo I e diabete di tipo II. La differenza di base è che l'iperglicemia può essere causata da un'insufficiente produzione di insulina da parte del pancreas (tipo I) o da una sua inadeguata azione (tipo II), ossia nonostante questa venga prodotta dal pancreas non è in grado di far entrare il glucosio nelle cellule. Questa tipologia, in particolare, può progressivamente peggiorare nel tempo e si instaura sulla base di una condizione preesistente di insulino-resistenza.[66]

È importante sottolineare che il diabete di tipo II è spesso preceduto da segnali premonitori, come il sovrappeso e l'obesità. La ricerca clinica ha dimostrato che il rischio di sviluppare il diabete aumenta all'aumentare dell'Indice di Massa Corporea (IMC o BMI), che, come indicato in precedenza, è una stima della quantità di grasso corporeo calcolata dividendo il peso in kg per il quadrato dell'altezza in metri. Nelle donne, il rischio di sviluppare il diabete è sei volte maggiore se l'IMC è di 25 (corrispondente a sovrappeso), mentre negli uomini il rischio aumenta con un IMC di 27,5. Inoltre, circonferenze addominali superiori a 88 cm nelle donne e 102 cm negli uomini sono indicatori di rischio di diabete.

Le restrizioni caloriche, basate su numerosi studi condotti su animali e sull'uomo, hanno dimostrato la potenzialità di ridurre significativamente il peso corporeo al di sotto dei livelli di rischio e di diminuire la glicemia a digiuno, prevenendo così l'insorgenza del diabete. Tuttavia, è importante notare che la restrizione calorica quotidiana potrebbe non avere lo stesso effetto, o almeno non in modo altrettanto marcato, nelle persone obese, rispetto a coloro che hanno un peso corporeo normale. Per questo motivo è importante capire quali sono i protocolli nutrizionali in grado di prevenire ed eventualmente trattare il peso in eccesso per poter prevenire l'insorgenza del diabete di tipo II.

STRATEGIE ALIMENTARI PER LA PREVENZIONE E IL CONTROLLO DEL DIABETE DI TIPO II

Gli studiosi hanno identificato alcune strategie alimentari per la prevenzione e il controllo del diabete di tipo II, che possono essere adottate da tutti:

- Seguire una dieta vegano-pescetariana, combinata con l'esercizio fisico quotidiano.
- Nutrirsi entro un arco di 12 ore durante la giornata, rispettando un "digiuno" nelle altre 12 ore (la restrizione oraria dei pasti, precedentemente spiegata).
- Consumare molta verdura (circa 200 grammi a pasto), limitare i carboidrati troppo ricchi di amido come pasta o riso (40 grammi per porzione), aumentare il consumo di legumi (fino a 400 grammi), privilegiare grassi salutari come frutta a guscio (noci, mandorle, nocciole) e olio d'oliva.

- Evitare o ridurre al minimo cibi come realizzati con farine raffinate come pane bianco e dolciumi.
- Evitare o ridurre al minimo anche i grassi saturi, contenuti soprattutto in formaggi e carne.
- Dosare l'assunzione di proteine, che devono essere preferibilmente di origine vegetale (come i legumi) o provenienti dal pesce (massimo 2-3 volte alla settimana).
- Ottimizzare la distribuzione dei pasti a secondo del peso, ad esempio facendo due pasti principali e uno spuntino al giorno, se si è in sovrappeso o obesi.

DIABETE E DIETA MIMA-DIGIUNO: GLI STUDI PRECLINICI

Nel contesto del diabete, la dieta mima-digiuno è stata efficace nel trattare sia il diabete di tipo I (come abbiamo visto nel capitolo relativo alle malattie autoimmuni) che quello di tipo II nei topi.

In generale, questi studi dimostrano come il digiuno o la dieta mima-digiuno possano offrire nuove prospettive nel trattamento delle malattie come il diabete, attraverso effetti benefici sulla salute e sulla longevità, permettendo una riduzione del peso corporeo, migliorando il controllo del fattore di crescita IGF-1, della glicemia e dell'insulina.[67]

In ogni caso, sono necessari altri studi e di altri anni di ricerca per poter meglio comprendere come applicare in ambito clinico il digiuno a scopo terapeutico nel trattamento di questa malattia. Di seguito vediamo gli studi clinici più rilevanti che sono stati realizzati ad oggi.

DIABETE E DIETA MIMA-DIGIUNO: GLI STUDI CLINICI

Negli esseri umani, sono in corso studi clinici per confermare gli effetti positivi della dieta mima-digiuno sul diabete di tipo I e di tipo II, ma non si hanno ancora risultati definitivi.[68]

Per quanto riguarda gli studi già pubblicati, la dieta mima-digiuno è stata in grado di ridurre l'iperglicemia, l'indice di massa corporea (IMC o BMI), la pressione sanguigna e i livelli di IGF-1, fattori di rischio associati al diabete.[69,70]

Attualmente, è in corso uno studio clinico presso il Leiden University Medical Center per studiare gli effetti di una dieta mima-digiuno applicata periodicamente in pazienti con diabete di tipo 2. Lo studio si chiama FIT, da "Fasting in Diabetes Treatment", ed è stato progettato per determinare l'effetto dell'uso della dieta mima-digiuno una volta al mese per un anno. L'obiettivo consiste nel testare i parametri metabolici, quali glucosio nel sangue ed emoglobina glicata (indicatore a lungo termine dei livelli di zucchero nel sangue) e l'eventuale riduzione nell'uso dei farmaci che abbassano la glicemia.

Lo studio si svolge su 100 pazienti con diabete di tipo 2 provenienti da studi medici nei Paesi Bassi con un IMC o BMI superiore a 27 kg/m^2, quindi in sovrappeso. A tutti vengono dispensati consigli sullo stile di vita, ma a uno dei due gruppi viene somministrata anche la metformina, un farmaco ipoglicemizzante, ossia che riduce la glicemia nel sangue.

I pazienti reclutati vengono suddivisi nei due gruppi in modo tale che ogni gruppo sia uguale nelle sue caratteristiche.

Gli esiti primari sono l'emoglobina glicata (HbA1c, cioè il parametro che rispecchia l'andamento dei livelli di glucosio nel sangue in un arco temporale di 3 mesi) e il dosaggio dei farmaci per il diabete. Gli esiti secondari includono dati antropometrici (peso e circonferenze), pressione sanguigna, profili lipidici plasmatici (colesterolo e trigliceridi), qualità della vita, soddisfazione del trattamento, analisi del sangue, composizione del microbiota (insieme di microorganismi nell'intestino), dati di risonanza magnetica, tra cui la funzione cardiaca, la distribuzione del grasso e l'accumulo di grasso ectopico (cellule adipose situate al di fuori del tessuto adiposo, come il grasso presente nei muscoli e nel fegato).

I risultati di questo studio, una volta concluso, stabiliranno se cicli mensili di 5 giorni di dieta mima-digiuno in un anno migliorano i parametri metabolici e/o riducono la necessità di farmaci nel diabete. Inoltre, verranno misurati ulteriori benefici per la salute e verrà valutata la fattibilità nella pratica clinica, oltre a essere condotta una valutazione del rapporto costo-efficacia.[71]

Per il momento, è essenziale consultare un diabetologo e un nutrizionista prima di intraprendere qualsiasi dieta, poiché le diete drastiche e le variazioni nell'alimentazione possono essere dannose per le persone diabetiche, specialmente se si assumono farmaci come l'insulina. Mantenere un approccio sicuro e monitorato per gestire il diabete in modo adeguato è di fondamentale importanza.

DIGIUNO E PATOLOGIE CARDIOVASCOLARI

Le patologie cardiovascolari rappresentano un'ampia gamma di disturbi che coinvolgono il sistema cardiovascolare, cioè il cuore e i vasi sanguigni. Queste condizioni possono avere un impatto significativo sulla salute e sulla qualità della vita delle persone, spesso portando a gravi conseguenze, come infarti, ictus e insufficienza cardiaca.

Le patologie cardiovascolari possono derivare da molteplici fattori, tra cui stili di vita poco salutari (come dieta malsana, sedentarietà, fumo e consumo eccessivo di bevande alcoliche), predisposizione genetica, ipertensione, diabete, obesità e alti livelli di colesterolo. La presenza di uno o più di questi fattori di rischio aumenta la probabilità di sviluppare patologie cardiovascolari. Le condizioni più comuni associate alle patologie cardiovascolari includono l'aterosclerosi (accumulo di placche di grasso nelle arterie), l'ipertensione (pressione sanguigna elevata), l'angina pectoris (dolore al petto), l'infarto miocardico (attacco cardiaco), l'insufficienza cardiaca, le aritmie cardiache e l'ictus.

La prevenzione e il controllo delle patologie cardiovascolari sono fondamentali per promuovere la salute cardiovascolare. Queste misure preventive includono una dieta equilibrata, l'esercizio fisico regolare, il controllo del peso, l'astensione dal fumo e dal consumo eccessivo di alcol, nonché il monitoraggio e il controllo dei fattori di rischio come la pressione sanguigna, il colesterolo e il diabete.

Nei prossimi paragrafi si analizzeranno gli studi preclinici e clinici inerenti all'associazione tra alimentazione, digiuno e malattie cardiovascolari.

LA PREVENZIONE DELLE MALATTIE CARDIOVASCOLARI NEI MODELLI ANIMALI: L'ESEMPIO DELLE SCIMMIE

A livello preclinico, quindi per quanto riguarda gli studi sugli animali, sono molto noti due studi pionieristici condotti presso l'Università del Wisconsin e l'Istituto Nazionale di Invecchiamento (National Institute of Aging – NIA) degli Stati Uniti. Entrambi questi studi hanno analizzato gli effetti di una restrizione calorica di circa il 30% sulla longevità e sulla manifestazione di malattie su un modello animale costituito dalle scimmie Rhesus.

Questi animali vivono fino a circa 40 anni, sviluppano numerose malattie simili alle nostre, tra cui diabete, cancro e patologie cardiovascolari e hanno un patrimonio genetico che corrisponde per il 93% a quello umano. Tutti questi fattori le rendono organismi molto simili a noi e permettono di utilizzarli come modello sperimentale per esaminare la risposta alle diverse strategie alimentari in ambienti controllati, consentendo uno studio sulla durata della loro vita e sull'insorgenza di malattie, tra cui quelle cardiovascolari.

Il lungo studio condotto presso l'Università del Wisconsin per oltre 20 anni ha dimostrato che riducendo del 30% l'assunzione calorica, la mortalità si dimezza rispetto al gruppo di controllo, che continuava a seguire una dieta normale. Nel gruppo di controllo, il 42% ha sviluppato prediabete o diabete, una condizione che non si è manifestata tra le scimmie soggette alla restrizione calorica. Inoltre, in quest'ultimo gruppo, le malattie cardiovascolari si sono ridotte del 50%.[72]

Diversamente dallo studio del Wisconsin, lo studio del NIA non ha rilevato differenze significative nelle cause di morte tra il gruppo a restrizione calorica e il gruppo di controllo. Entrambi i gruppi hanno manifestato malattie cardiovascolari, amiloidosi (rara malattia caratterizzata dall'accumulo e dalla deposizione anormale di proteine, chiamate amiloidi, nei tessuti e negli organi del corpo), tumori e un generale peggioramento dello stato di salute in misura simile.[73]

La discrepanza tra questi due studi più che decennali sull'alimentazione delle scimmie sottolinea l'importanza della composizione della dieta associata alla limitazione calorica. Nel caso dello studio del NIA, le scimmie non sottoposte a restrizione calorica ricevevano una dieta salutare basata su proteine vegetali da frumento, mais, soia e alfalfa (erba medica ricchissima di minerali, vitamine, enzimi e proteine), integrata con pesce, e ricca di nutrienti bilanciati. Inoltre, gli animali di questo studio venivano alimentati solo due volte al giorno con una quantità di cibo mirata in base all'età e al peso corporeo.

Al contrario, nello studio del Wisconsin, le proteine provenivano principalmente dal latte (lattoalbumina) e la dieta conteneva un 10% di grassi, prevalentemente olio di mais, un 5% di cellulosa e un 28,5% di saccarosio. In questo studio, le scimmie del Wisconsin non sottoposte a restrizione calorica potevano consumare cibo a volontà, rappresentando un modello della tipica dieta occidentale.

In sintesi, le scimmie del NIA seguivano un'alimentazione quasi ideale, composta principalmente da vegetali e proteine del pesce, con bassi livelli di zuccheri, mantenendo il peso forma. D'altro canto, le scimmie del Wisconsin seguivano una dieta ricca di proteine animali e zuccheri, ed erano autorizzate ad aumentare di peso.

Non sorprende quindi che la restrizione calorica del 30% nello studio del Wisconsin abbia dimostrato una maggiore efficacia nella protezione dall'invecchiamento e dalle malattie, considerando che le scimmie soggette a restrizione sono state confrontate con scimmie alimentate con una dieta chiaramente meno salutare. Al contrario, la dieta standard delle scimmie del NIA era già abbastanza sana, quindi la restrizione calorica del 30% non ha comportato un cambiamento significativo in termini di invecchiamento e molte delle malattie.

In conclusione, sebbene questi esperimenti siano significativi nel campo della nutrizione, non evidenziano un ruolo della restrizione calorica come misura preventiva per le malattie cardiovascolari. Pertanto, tale approccio potrebbe essere considerato poco utile in questo contesto. Per comprendere meglio come interventi nutrizionali, come il digiuno, possano influenzare la salute umana, è necessario esaminare approfonditamente i risultati degli studi clinici pubblicati e in corso, che verranno discussi in seguito.

STUDI CLINICI SU RESTRIZIONE CALORICA E FATTORI DI RISCHIO PER PATOLOGIE CARDIOVASCOLARI

Un esempio per l'applicazione della restrizione calorica nell'uomo è il progetto Biosphere 2, come descritto in precedenza (vedi il paragrafo "Alcuni studi clinici sulla restrizione calorica"). In questo caso, dei volontari hanno vissuto dentro ad una Biosfera nel deserto dell'Arizona per un periodo di due anni. Mentre si trovavano all'interno della biosfera, molti dei volontari hanno sperimentato notevoli miglioramenti dei fattori di rischio associati alle malattie cardiovascolari. Ad esempio, il loro indice di massa corporea (IMC o BMI) è diminuito da 23 a 20, rientrando quindi meglio all'interno del range di peso normale, che è compreso tra 18,5 e 25. Inoltre, diversi valori del sangue sono rientrati in valori che potremmo definire "ideali" e questo ha riguardato i livelli di glucosio nel sangue, la pressione arteriosa, il colesterolo totale e il colesterolo LDL (colesterolo a bassa densità o chiamato anche colesterolo cattivo).

Come però evidenziato precedentemente, l'analisi dei dati ha dimostrato un impatto significativo nella riduzione dei fattori di rischio per cancro, malattie cardiache, diabete e ipertensione tra i partecipanti durante il periodo in cui vivevano all'interno della biosfera, un ambiente controllato. Tuttavia, una volta che i partecipanti hanno lasciato questo ambiente e sono tornati a una vita più comune, gli stessi valori sono tornati ai livelli precedenti.

In altre parole, sebbene la restrizione calorica abbia portato a benefici temporanei per la salute mentre erano nella biosfera, questi miglioramenti sono risultati essere di breve durata. Inoltre, possono essere associati a indebolimento del sistema immunitario, rendendo le persone che seguono una restrizione calorica prolungata, più propense a contrarre infezioni.

Ancora una volta, la restrizione calorica continuativa non risulta efficace nella prevenzione e nel trattamento dei fattori legati alle malattie cardiovascolari.

Da questo studio, per esempio, emerge come cambiamenti radicali nello stile di vita come la restrizione calorica prolungata siano difficili da seguire nel lungo periodo, limitandone l'utilità e l'accettabilità per una diffusione su larga scala. Gli interventi cronici comportano anche il rischio di causare malnutrizione e perdita di massa magra, che possono avere effetti dannosi sulla salute a lungo termine. Interventi dietetici più brevi, come per esempio alcuni giorni di digiuno, sono invece risultati molto efficaci anche nella prevenzione delle malattie cardiovascolari, come si analizza nel seguente paragrafo.

DIETA MIMA-DIGIUNO E MALATTIE CARDIOVASCOLARI. RISULTATI PRELIMINARI DAGLI STUDI PRECLINICI

Se ci concentriamo sulla dieta mima-digiuno, in una serie di esperimenti condotti su topi alimentati con una dieta ricca di grassi per indurre condizioni negative per la salute del cuore e del sistema cardiovascolare, la dieta mima-digiuno li migliora notevolmente. Questi miglioramenti includono una migliore funzione cardiaca, una maggiore densità dei vasi sanguigni nel cuore e una riduzione delle dimensioni del ventricolo sinistro, che altrimenti tenderebbe ad aumentare con una dieta ricca di grassi.

Un ventricolo sinistro ingrandito, infatti, può indicare che il cuore sta lavorando più duramente del necessario per pompare il sangue attraverso il corpo. Questo può essere dovuto a una serie di condizioni, tra cui l'ipertensione e altre malattie cardiovascolari. Quando le dimensioni del ventricolo sinistro diminuiscono, è spesso un segno di un cuore più sano e di una minore pressione di pompa necessaria per far circolare il sangue. Pertanto, la riduzione delle dimensioni del ventricolo sinistro è considerata un segno di miglioramento della funzione cardiaca e può essere indicativa di una migliore salute cardiovascolare.[74] Quindi, i cicli di dieta mima-digiuno sembrano avere un impatto positivo sulla salute cardiovascolare nei topi.

Inoltre, nei topi che seguono una dieta ricca di grassi, si verifica un aumento dei livelli di leptina. La leptina è un ormone che svolge un ruolo importante nel regolare l'appetito e il consumo di cibo. Un aumento dei livelli di leptina è spesso associato all'obesità, in quanto può portare a una maggiore sensazione di fame e a una maggiore assunzione di cibo.

Tuttavia, quando i topi vengono sottoposti a cicli di dieta mima-digiuno, si osserva che la crescita dei livelli di leptina causata dalla dieta ricca di grassi non si verifica. Questo significa che i topi tendono a mantenere livelli più normali di leptina, il che può contribuire a ridurre la sensazione di fame e il consumo eccessivo di cibo.

Inoltre, analizzando il tessuto adiposo viscerale (il grasso situato intorno agli organi interni), si è scoperto che i topi che seguono i cicli di dieta mima-digiuno mostrano un aumento del metabolismo. Questo indica che il tessuto adiposo viscerale sta funzionando in modo più efficiente nel bruciare energia, il che può contribuire alla perdita di grasso corporeo.[75]

In sintesi, i cicli di dieta mima-digiuno sembrano influenzare positivamente i livelli di leptina, aiutando a controllare l'appetito, e migliorano la funzione del tessuto adiposo viscerale, promuovendo una maggiore efficienza metabolica.

In maniera molto interessante, questo protocollo nutrizionale potrebbe ripristinare la ridotta aspettativa di vita causata dalla dieta troppo ricca di grassi non salutari. Questi risultati, se confermati in studi clinici pubblicati, permetteranno di valutare la dieta mima-digiuno come un'alternativa alle restrizioni dietetiche continue o alle terapie farmacologiche.

DIETA MIMA-DIGIUNO E MALATTIE CARDIOVASCOLARI, RISULTATI DEI TEST CLINICI, PREVENZIONE E TERAPIA

Nello studio clinico condotto dal gruppo di ricerca del professor Longo su 100 pazienti, di cui abbiamo più volte parlato,[76] i cicli di dieta mima-digiuno hanno provocato effetti su molti dei principali fattori e marcatori di rischio che contribuiscono o sono associati alle malattie cardiovascolari, soprattutto nei soggetti a rischio:

1. Riduzione del grasso e della circonferenza addominale.

2. Importante riduzione del fattore di rischio infiammatorio PCR (proteina C reattiva).

3. Importante riduzione del colesterolo totale e LDL.

4. Calo dei trigliceridi.

5. Calo della pressione sanguigna sistolica e diastolica.

6. Importante riduzione della glicemia a digiuno.

Alla luce di quanto discusso, possiamo concludere sottolineando l'importanza cruciale dei regimi di digiuno specifici nel contesto della prevenzione e del trattamento delle malattie cardiovascolari.

L'obesità e il sovrappeso, in costante aumento a livello globale, rappresentano un grave fattore di rischio per queste patologie, oltre che per altre condizioni mediche. Tuttavia, attraverso il digiuno mirato, è possibile affrontare l'obesità e i suoi correlati fattori di rischio, promuovendo una migliore salute cardiometabolica e contribuendo a estendere la durata del periodo di vita in buona salute.

Questi regimi di digiuno, caratterizzati da un basso impatto, un'aderenza a lungo termine e una comprovata sicurezza, emergono come strumenti preziosi nella lotta contro l'obesità e le malattie connesse, offrendo la prospettiva di una vita più lunga e sana.

CONCLUSIONI: CONSIGLI PRATICI

Le malattie associate all'invecchiamento rappresentano un aspetto cruciale dell'avanzamento dell'età, influenzate da diversi fattori intrinseci al processo di invecchiamento, tra cui danni al DNA, infiammazione e ridotta efficienza del sistema immunitario.

La prevenzione di queste patologie richiede non solo strategie mirate, ma anche l'opportunità di rallentare il processo di invecchiamento e di attivare approcci anti-invecchiamento. In questo contesto, la prevenzione e il trattamento delle malattie associate all'invecchiamento attraverso la nutrizione pone l'attenzione su un'alimentazione simile alla Dieta della Longevità, che comprende anche periodi di digiuno.

Spesso citata in questo libretto, richiede ora un'analisi approfondita, utile per il lettore, a cui offriamo consigli pratici per la vita quotidiana alla fine di questa nostra esplorazione che ci ha portato ad esaminare digiuno, restrizione calorica, nutrizione e malattie.

I PILASTRI DELLA LONGEVITÀ

La Dieta della Longevità si basa sui "5 Pilastri della Longevità", che incorporano una vasta gamma di conoscenze provenienti da diverse aree della scienza e della medicina. Questo approccio assicura che le raccomandazioni dietetiche siano profondamente radicate in basi scientifiche comprovate e abbiano un'elevata probabilità di contribuire a una prolungata e sana longevità.

1. Il primo Pilastro riguarda la scienza di Base e Iuventologia/Biogerontologia. La ricerca di base su organismi semplici aiuta a capire come la dieta e i nutrienti possano influenzare la salute e la longevità umana.

2. Come secondo Pilastro ci sono gli studi epidemiologici. Questa disciplina studia le cause delle malattie nelle popolazioni, consentendo di convalidare le teorie formulate dalla ricerca di base,

in particolare riguardo agli effetti della dieta sul metabolismo.

3. Gli studi clinici costituiscono il terzo pilastro. Per comprovare gli impatti positivi di una dieta salutare e la sua relazione con la salute, confermando le teorie emerse dalle ricerche di base ed epidemiologiche, risultano essenziali gli studi clinici controllati. Questi studi prevedono la presenza di un gruppo di controllo, che rappresenta la popolazione generale e riveste un ruolo cruciale nel confrontare i risultati ottenuti tramite un intervento specifico applicato a un gruppo di trattamento.

4. Studio dei centenari. Un importante Pilastro riguarda l'analisi delle popolazioni con un alto numero di centenari, perché fornisce dati concreti sull'efficacia di abitudini alimentari sostenute per tutta la vita.

5. Infine, lo Studio dei sistemi complessi rappresenta il quinto Pilastro. Questo approccio analizza il corpo umano come un sistema complesso, applicando modelli ingegneristici per semplificarne la comprensione.

Le nostre raccomandazioni dietetiche per una vita lunga e sana sono quindi basate su prove solide provenienti da ricerche scientifiche e cliniche. Queste raccomandazioni sono state confermate da risultati positivi emersi da studi di ricerca di base, studi clinici, studi genetici ed epidemiologici, nonché dall'osservazione diretta di migliaia di pazienti. Inoltre, molte di queste raccomandazioni alimentari corrispondono alle abitudini nutrizionali delle popolazioni caratterizzate da una buona salute e da una lunga vita, dove la dieta gioca un ruolo centrale.

Pertanto, ci spostiamo dall'adozione di prospettive limitate a singoli studi o campi di ricerca, come quelli degli studi epidemiologici, per formulare raccomandazioni che tengano conto di tutti i pilastri della longevità e che probabilmente subiranno significative evoluzioni nei prossimi decenni.

Qui di seguito, forniamo riepiloghiamo le linee guida principali della Dieta della Longevità, elaborata dal Professor Longo sulla base dei 5 suddetti pilastri.

CONSUMARE PROTEINE IN QUANTITÀ MODERATA

Gli studi hanno rivelato che una dieta a basso, ma adeguato, apporto proteico può avere effetti benefici sulla longevità e sulla riduzione del rischio di malattie associate all'invecchiamento, come malattie neurodegenerative, autoimmuni, cardiovascolari, tumori e diabete.

Per gli adulti, l'assunzione di proteine dovrebbe limitarsi a circa 0,8 grammi per chilogrammo di peso corporeo ideale. Questo vale sia per le persone in sovrappeso che per quelle obese. È importante adattare le quantità in base a diversi fattori, tra cui l'età, l'attività fisica e lo stato nutrizionale.

La ricerca ha dimostrato che le persone che seguono una dieta a basso contenuto proteico (meno del 10% delle calorie giornaliere) hanno un rischio significativamente inferiore di sviluppare tumori rispetto a coloro che consumano una dieta ricca di proteine (oltre il 20% delle calorie giornaliere). Questo effetto benefico è più evidente nelle persone sotto i 65 anni. Tuttavia, gli individui anziani dovrebbero comunque considerare un'assunzione moderata di proteine e una varietà di fonti proteiche, come legumi, semi, frutta a guscio, pesce, uova e latticini.

MANTENETE I LIVELLI DI ZUCCHERI NEL SANGUE MODERATI

È importante non demonizzare gli zuccheri e i carboidrati in generale, ma piuttosto limitare l'eccesso di carboidrati raffinati e ad alto contenuto di amido, come pasta, riso, pane e patate, poiché possono innescare alti livelli di insulina e promuovere l'accumulo di grasso e l'insulino-resistenza. Questi cibi possono causare un rapido aumento dei livelli di zuccheri nel sangue, contribuendo all'aumento di peso e all'invecchiamento accelerato, sia direttamente che attraverso l'attività dell'insulina.

GRASSI

La Dieta della Longevità fornisce un elevato contenuto di grassi insaturi (quelli "positivi" per la salute) come gli acidi grassi da

Omega 3, provenienti, ad esempio, dal pesce azzurro, che si inviata a consumare 3-4 volte alla settimana, preferendo quelli di piccole dimensioni, per evitare l'accumulo di metalli pesanti che possono essere tossici per il sistema nervoso.

NUMERO DI PASTI

Per le persone che non riescono a mantenere un peso sano, può essere utile consumare solamente due pasti e uno spuntino al giorno fino a che non si ritorna a un peso accettabile.

RESTRIZIONE ORARIA DEI PASTI

Il consumo di cibo è limitato a una finestra di 10 o 12 ore al giorno.

Quando le persone in sovrappeso si limitano a consumare cibo solo per 10 o 11 ore al giorno si assiste ad una riduzione significativa del peso corporeo. Le persone riferiscono anche maggior lucidità mentale e miglior qualità del sonno.

CICLI DI DIETA MIMA-DIGIUNO

Questa alimentazione risulta essere efficace per ridurre i fattori di rischio delle patologie associate all'invecchiamento, specialmente in associazione con cicli regolari di dieta mima-digiuno.

La frequenza dovrebbe essere da una volta ogni 6 mesi per le persone in eccellente salute e prive di fattori di rischio, a una volta al mese per coloro che presentano diversi fattori di rischio, inclusa una storia clinica familiare critica.

DIGIUNO E FONDAZIONE VALTER LONGO ONLUS

Come più volte affermato in questo libretto, il digiuno è uno strumento efficace e utile per la salute presente "da sempre" nel nostro mondo. Pratica utilizzata già nel mondo animale e con una storia millenaria alle sue spalle, può essere un potente alleato nel viaggio verso una vita lunga e in salute e, se si soffre di malattie, un valido aiuto alle terapie standard (per esempio chemioterapia).

L'importante è sempre ricordare che, in questo nostro percorso e durante il periodo di digiuno, è necessario sempre richiedere il supporto ed essere accompagnati da "professionisti della salute", medici, nutrizionisti/e, esperti/e del digiuno per evitare eventuali problematiche in cui si può incorrere durante le pratiche "fai da tè", sempre pericolose in qualsiasi occasione.

Speriamo che questo nostro libretto vi sia servito a chiarivi le idee riguardo questa pratica che si sta diffondendo ancor di più nel mondo di oggi e a offrire dei minimi punti di riferimento riguardo un tema così antico e così moderno allo stesso tempo.

In caso abbiate dubbi o vogliate intraprendere il digiuno, la nostra Fondazione è sempre a vostra disposizione e potete scrivere al nostro team scientifico, sempre pronto a venire incontro alle vostre esigenze e necessità a: <u>nutrizionisti@fondazionevalterlongo.org</u>.

Ricordiamo sempre che per chi di voi si trova in una situazione di salute ed economica critica, è sempre possibile controllare il nostro sito e chiedere consulenze gratuite o a tariffa ridotta (www.fondazionevalterlongo.org).

Ricordiamo anche che i proventi generati da questo libretto e dalle consulenze nutrizionali sono destinati a sostenere la ricerca e i progetti non-profit promossi dalla Fondazione stessa, che mirano a promuovere l'educazione alimentare nelle scuole e tramite "Il Nutrition & Longevity Festival" e a fornire assistenza nutrizionale a persone in situazioni economica e di salute particolarmente critiche.

Alla fine di questo cammino insieme, vi ringraziamo del supporto che ci avete fornito grazie al vostro contributo per questo libretto e "aiutandoci ad aiutare" chi è in stato di necessità. D'altro canto, speriamo, da parte nostra, di essere stati utili e avervi fornito idee, informazioni e consigli pratici per la vostra salute e vita di tutti i giorni e, con la vostra, quella dei vostri cari.

Vi aspettiamo in Fondazione con i nostri nutrizionisti e nutrizioniste, al nostro "Nutrition & Longevity Festival", ai nostri webinar per ragazzi/e, docenti e famiglie, oltre a quelli per medici e professionisti/e della salute. Siamo a disposizione per aiutarvi a perseguire una vita lunga e sana.

A presto

Fondazione Valter Longo

APPENDICE

DISCLAIMER – AGLI ATTIVISTI PER I DIRITTI DEGLI ANIMALI

Questo testo è tratto dal libro per Professor Longo "Il cancro a digiuno":

"Come ho già spiegato nei miei libri precedenti, mi capita di essere contattato dagli attivisti per i diritti degli animali che si chiedono perché, in nome della ricerca, si debbano sottoporre i topi a sofferenza e morte. Ecco cosa rispondo:

1. cerchiamo di lavorare il più possibile con cellule e microorganismi, ma è comunque importante ed essenziale, prima di intraprendere qualsiasi sperimentazione sull'uomo, testarla sui topi, per migliorare le nostre ricerche e aiutare pazienti in tutto il mondo;

2. il digiuno forzato non è una procedura crudele, perché:
   a) i topi, come le persone, possono sopravvivere per alcuni giorni senza cibo;
   b) il digiuno apporta loro dei benefici, perché può prevenire le malattie e i topi possono così vivere più a lungo e in salute.

Mi rendo conto che sottoporre i topi a chemioterapia ne provoca la sofferenza. Ciò non mi lascia affatto indifferente ma non vedo alcuna alternativa, se si vogliono salvare delle vite umane. Per questo motivo limitiamo al minimo necessario gli studi sugli animali e, in generale, a quelli che hanno per obiettivo patologie allo stadio avanzato, mortali o devastanti per i pazienti.

Alcuni anni fa risposi alla lettera di un'attivista chiedendole: «Se suo figlio o sua sorella o suo padre stesse morendo, e l'unica cura che potrebbe salvarne la vita dovesse essere sperimentata sui topi, consentirebbe la sperimentazione o sceglierebbe di lasciarlo morire?» Pur sapendo che molti attivisti continueranno a non essere d'accordo, chiedo loro di rispondere con sincerità e di mettere in conto le conseguenze delle loro azioni.

Se si decide di non ammettere le sperimentazioni sugli animali in nessuna circostanza, comprese quelle necessarie per la ricerca sulle malattie mortali, non si dovrebbe fare uso di alcun farmaco, nemmeno dell'aspirina e degli antibiotici, e chiedere ai membri della nostra famiglia di fare lo stesso. Ritengo che le sperimentazioni sugli animali dovrebbero essere eseguite solo se preliminari ai test clinici sulle persone, in vista del trattamento di patologie gravi e allo stadio avanzato. In mancanza di alternative, sono purtroppo un male necessario."

RINGRAZIAMENTI

Ringraziamo la Dott.ssa Romina Inés Cervigni, Responsabile Scientifico di Fondazione Valter Longo Onlus per il lavoro di ricerca e scrittura condotto insieme al contributo delle dottoresse biologhe nutrizioniste Silvia Fain e Chiara Nardone; la dottoressa Cristina Villa, Direttore Programmi della Fondazione Valter Longo Onlus, per il lavoro di coordinamento e di revisione dei contenuti, oltre che alle attività di comunicazione e divulgazione di questo libro.

Un ringraziamento all'artista Manuela Lupis per la realizzazione della copertina.

Ringraziamo i graphic designer Marco Capace e Claudia Mangano per la loro collaborazione alle attività di comunicazione, oltre che alla Responsabile Fundraising, Marketing e Comunicazione Rita Bonzio per il suo supporto alla diffusione di questo libretto.

Infine, un grazie particolare al Professor Longo e al suo desiderio di offrire a tutti gli strumenti per vivere sani e al team della sua Fondazione che realizza questa missione ogni giorno: l'Amministratore Delegato Antonluca Matarazzo, l'Executive Assistant Valeria Medori e alle preziosissime nutrizioniste, cuore e anima di tutte le attività, guidate dalla Dottoressa Cervigni.

NOTE E BIBLIOGRAFIA

1 https://www.ucei.it/giornatadellacultura/, aggiornato al 19 ottobre 2023

2 Lalvani, Theo. Taoism: An Introduction to Taoist Philosophy and Principles. Singapore: Creek Ridge Publishing, 2023

3 La grecia delle poleis, Editori Laterza https://www.laterza.it/indici/9788842115960_capitolo.pdf

4 Enciclopedia delle religioni, Garzanti, 2004

5 Longo, V. D., Mitteldorf, J., & Skulachev, V. P. (2005). Programmed and altruistic ageing. Nature reviews. Genetics, 6(11), 866–872. https://doi.org/10.1038/nrg1706

6 Hu, J., Wei, M., Mirisola, M. G., & Longo, V. D. (2013). Assessing chronological aging in Saccharomyces cerevisiae. Methods in molecular biology (Clifton, N.J.), 965, 463–472. https://doi.org/10.1007/978-1-62703-239-1_30

7 Longo, V. D., & Fabrizio, P. (2012). Chronological aging in Saccharomyces cerevisiae. Sub-cellular biochemistry, 57, 101–121. https://doi.org/10.1007/978-94-007-2561-4_5

8 Guevara-Aguirre, J., Rosenbloom, A. L., Balasubramanian, P., Teran, E., Guevara-Aguirre, M., Guevara, C., Procel, P., Alfaras, I., De Cabo, R., Di Biase, S., Narvaez, L., Saavedra, J., & Longo, V. D. (2015). GH Receptor Deficiency in Ecuadorian Adults Is Associated with Obesity and Enhanced Insulin Sensitivity. The Journal of clinical endocrinology and metabolism, 100(7), 2589–2596. https://doi.org/10.1210/jc.2015-1678

9 Martin, G. M., LaMarco, K., Strauss, E., & L Kelner, K. (2003). Research on aging: the end of the beginning. Science (New York, N.Y.), 299(5611), 1339–1341. https://doi.org/10.1126/science.299.5611.1339

10 Balasubramanian, P., & Longo, V. D. (2016). Growth factors, aging and age-related diseases. Growth hormone & IGF research: official journal of the Growth Hormone Research Society and the International IGF Research Society, 28, 66–68. https://doi.org/10.1016/j.ghir.2016.01.001

11 Valter Longo, La dieta della longevità, Vallardi Editore 2016

12 Walford, R. L., Mock, D., Verdery, R., & MacCallum, T. (2002). Cal-

orie restriction in biosphere 2: alterations in physiologic, hematologic, hormonal, and biochemical parameters in humans restricted for a 2-year period. The journals of gerontology. Series A, Biological sciences and medical sciences, 57(6), B211–B224. https://doi.org/10.1093/gerona/57.6.b211

13 Heilbronn, L. K., de Jonge, L., Frisard, M. I., DeLany, J. P., Larson-Meyer, D. E., Rood, J., Nguyen, T., Martin, C. K., Volaufova, J., Most, M. M., Greenway, F. L., Smith, S. R., Deutsch, W. A., Williamson, D. A., Ravussin, E., & Pennington CALERIE Team (2006). Effect of 6-month calorie restriction on biomarkers of longevity, metabolic adaptation, and oxidative stress in overweight individuals: a randomized controlled trial. JAMA, 295(13), 1539–1548. https://doi.org/10.1001/jama.295.13.1539

14 Ravussin, E., Redman, L. M., Rochon, J., Das, S. K., Fontana, L., Kraus, W. E., Romashkan, S., Williamson, D. A., Meydani, S. N., Villareal, D. T., Smith, S. R., Stein, R. I., Scott, T. M., Stewart, T. M., Saltzman, E., Klein, S., Bhapkar, M., Martin, C. K., Gilhooly, C. H., Holloszy, J. O., ... CALERIE Study Group (2015). A 2-Year Randomized Controlled Trial of Human Caloric Restriction: Feasibility and Effects on Predictors of Health Span and Longevity. The journals of gerontology. Series A, Biological sciences and medical sciences, 70(9), 1097–1104. https://doi.org/10.1093/gerona/glv057

15 Napoleão, A., Fernandes, L., Miranda, C., & Marum, A. P. (2021). Effects of Calorie Restriction on Health Span and Insulin Resistance: Classic Calorie Restriction Diet vs. Ketosis-Inducing Diet. Nutrients, 13(4), 1302. https://doi.org/10.3390/nu13041302

16 Longo, V. D., Di Tano, M., Mattson, M. P., & Guidi, N. (2021). Intermittent and periodic fasting, longevity and disease. Nature aging, 1(1), 47–59. https://doi.org/10.1038/s43587-020-00013-3

17 Secor, S. M., & Carey, H. V. (2016). Integrative Physiology of Fasting. Comprehensive Physiology, 6(2), 773–825. https://doi.org/10.1002/cphy.c150013

18 Mattson, M. P., Allison, D. B., Fontana, L., Harvie, M., Longo, V. D., Malaisse, W. J., Mosley, M., Notterpek, L., Ravussin, E., Scheer, F. A., Seyfried, T. N., Varady, K. A., & Panda, S. (2014). Meal frequency and timing in health and disease. Proceedings of the National Academy of Sciences of the United States of America, 111(47), 16647–16653. https://doi.org/10.1073/pnas.1413965111

19 Elortegui Pascual, P., Rolands, M. R., Eldridge, A. L., Kassis, A., Mainardi, F., Lê, K. A., Karagounis, L. G., Gut, P., & Varady, K. A. (2023).

A meta-analysis comparing the effectiveness of alternate day fasting, the 5:2 diet, and time-restricted eating for weight loss. Obesity (Silver Spring, Md.), 31 Suppl 1(Suppl 1), 9–21. https://doi.org/10.1002/oby.23568

20 Longo, V. D., & Mattson, M. P. (2014). Fasting: molecular mechanisms and clinical applications. Cell metabolism, 19(2), 181–192. https://doi.org/10.1016/j.cmet.2013.12.008

21 Manoogian, E. N. C., & Panda, S. (2017). Circadian rhythms, time-restricted feeding, and healthy aging. Ageing research reviews, 39, 59–67. https://doi.org/10.1016/j.arr.2016.12.006

22 Bloch, H. M., Thornton, J. R., & Heaton, K. W. (1980). Effects of fasting on the composition of gallbladder bile. Gut, 21(12), 1087–1089. https://doi.org/10.1136/gut.21.12.1087

23 Sichieri, R., Everhart, J. E., & Roth, H. (1991). A prospective study of hospitalization with gallstone disease among women: role of dietary factors, fasting period, and dieting. American journal of public health, 81(7), 880–884. https://doi.org/10.2105/ajph.81.7.880

24 Fanti, M., Mishra, A., Longo, V. D., & Brandhorst, S. (2021). Time-Restricted Eating, Intermittent Fasting, and Fasting-Mimicking Diets in Weight Loss. Current obesity reports, 10(2), 70–80. https://doi.org/10.1007/s13679-021-00424-2

25 Marinac, C. R., Nelson, S. H., Breen, C. I., Hartman, S. J., Natarajan, L., Pierce, J. P., Flatt, S. W., Sears, D. D., & Patterson, R. E. (2016). Prolonged Nightly Fasting and Breast Cancer Prognosis. JAMA oncology, 2(8), 1049–1055. https://doi.org/10.1001/jamaoncol.2016.0164

26 Monzani, A., Ricotti, R., Caputo, M., Solito, A., Archero, F., Bellone, S., & Prodam, F. (2019). A Systematic Review of the Association of Skipping Breakfast with Weight and Cardiometabolic Risk Factors in Children and Adolescents. What Should We Better Investigate in the Future? Nutrients, 11(2), 387. https://doi.org/10.3390/nu11020387

27 Sievert, K., Hussain, S. M., Page, M. J., Wang, Y., Hughes, H. J., Malek, M., & Cicuttini, F. M. (2019). Effect of breakfast on weight and energy intake: systematic review and meta-analysis of randomised controlled trials. BMJ (Clinical research ed.), 364, l42. https://doi.org/10.1136/bmj.l42

28 Fabio Franchini, Carlo Calzolari, Sara Ciacci. Nutrizione pediatrica. Piccin-Nuova Libraria, 2005

29 Yokoyama, Y., Onishi, K., Hosoda, T., Amano, H., Otani, S., Kurozawa, Y., & Tamakoshi, A. (2019). Erratum for Yokoyama et al., "Skip-

ping Breakfast and Risk of Mortality from Cancer, Circulatory Diseases and All Causes: Findings from the Japan Collaborative Cohort Study". Yonago acta medica, 62(4), 308. https://doi.org/10.33160/yam.2019.11.007

30 A., March 2016, «Yonago Acta Medicine», Vol. 59, p. 55-60.

31 Tada, H., Kawashiri, M. A., Yasuda, K., & Yamagishi, M. (2018). Associations between questionnaires on lifestyle and atherosclerotic cardiovascular disease in a Japanese general population: A cross-sectional study. PloS one, 13(11), e0208135. https://doi.org/10.1371/journal.pone.0208135

32 Zakrzewski-Fruer, J. K., Morari, V., Champion, R. B., Bailey, D. P., Ferrandino, L. E., & Jones, R. L. (2023). Acute Cardiometabolic and Exercise Responses to Breakfast Omission Versus Breakfast Consumption in Adolescent Girls: A Randomised Crossover Trial. Nutrients, 15(14), 3210. https://doi.org/10.3390/nu15143210

33 Xie, J., Huang, H., Chen, Y., Xu, L., & Xu, C. (2022). Skipping breakfast is associated with an increased long-term cardiovascular mortality in metabolic dysfunction-associated fatty liver disease (MAFLD) but not MAFLD-free individuals. Alimentary pharmacology & therapeutics, 55(2), 212–224. https://doi.org/10.1111/apt.16727

34 Cheng, C. W., Adams, G. B., Perin, L., Wei, M., Zhou, X., Lam, B. S., Da Sacco, S., Mirisola, M., Quinn, D. I., Dorff, T. B., Kopchick, J. J., & Longo, V. D. (2014). Prolonged fasting reduces IGF-1/PKA to promote hematopoietic-stem-cell-based regeneration and reverse immunosuppression. Cell stem cell, 14(6), 810–823. https://doi.org/10.1016/j.stem.2014.04.014

35 Maughan, R. J., Fallah, J., & Coyle, E. F. (2010). The effects of fasting on metabolism and performance. British journal of sports medicine, 44(7), 490–494. https://doi.org/10.1136/bjsm.2010.072181

36 Brandhorst, S., Choi, I. Y., Wei, M., Cheng, C. W., Sedrakyan, S., Navarrete, G., Dubeau, L., Yap, L. P., Park, R., Vinciguerra, M., Di Biase, S., Mirzaei, H., Mirisola, M. G., Childress, P., Ji, L., Groshen, S., Penna, F., Odetti, P., Perin, L., Conti, P. S., ... Longo, V. D. (2015). A Periodic Diet that Mimics Fasting Promotes Multi-System Regeneration, Enhanced Cognitive Performance, and Healthspan. Cell metabolism, 22(1), 86–99. https://doi.org/10.1016/j.cmet.2015.05.012

37 Cheng, C. W., Adams, G. B., Perin, L., Wei, M., Zhou, X., Lam, B. S., Da Sacco, S., Mirisola, M., Quinn, D. I., Dorff, T. B., Kopchick, J. J., & Longo, V. D. (2014). Prolonged fasting reduces IGF-1/PKA to promote hematopoietic-stem-cell-based regeneration and reverse immunosup-

pression. Cell stem cell, 14(6), 810–823. https://doi.org/10.1016/j.stem.2014.04.014

38 Wei, M., Brandhorst, S., Shelehchi, M., Mirzaei, H., Cheng, C. W., Budniak, J., Groshen, S., Mack, W. J., Guen, E., Di Biase, S., Cohen, P., Morgan, T. E., Dorff, T., Hong, K., Michalsen, A., Laviano, A., & Longo, V. D. (2017). Fasting-mimicking diet and markers/risk factors for aging, diabetes, cancer, and cardiovascular disease. Science translational medicine, 9(377), eaai8700. https://doi.org/10.1126/scitranslmed.aai8700

39 Valter Longo, La dieta della longevità, Vallardi Editore 2016

40 Rajmohan, R., & Reddy, P. H. (2017). Amyloid-Beta and Phosphorylated Tau Accumulations Cause Abnormalities at Synapses of Alzheimer's disease Neurons. Journal of Alzheimer's disease: JAD, 57(4), 975–999. https://doi.org/10.3233/JAD-160612

41 Demetrius, L. A., & Driver, J. (2013). Alzheimer's as a metabolic disease. Biogerontology, 14(6), 641–649. https://doi.org/10.1007/s10522-013-9479-7

42 van den Brink, A. C., Brouwer-Brolsma, E. M., Berendsen, A. A. M., & van de Rest, O. (2019). The Mediterranean, Dietary Approaches to Stop Hypertension (DASH), and Mediterranean-DASH Intervention for Neurodegenerative Delay (MIND) Diets Are Associated with Less Cognitive Decline and a Lower Risk of Alzheimer's Disease-A Review. Advances in nutrition (Bethesda, Md.), 10(6), 1040–1065. https://doi.org/10.1093/advances/nmz054

43 Nwaru, B. I., Dierkes, J., Ramel, A., Arnesen, E. K., Thorisdottir, B., Lamberg-Allardt, C., Söderlund, F., Bärebring, L., & Åkesson, A. (2022). Quality of dietary fat and risk of Alzheimer's disease and dementia in adults aged ≥50 years: a systematic review. Food & nutrition research, 66, 10.29219/fnr. v66.8629. https://doi.org/10.29219/fnr.v66.8629

44 Ngandu, T., Lehtisalo, J., Solomon, A., Levälahti, E., Ahtiluoto, S., Antikainen, R., Bäckman, L., Hänninen, T., Jula, A., Laatikainen, T., Lindström, J., Mangialasche, F., Paajanen, T., Pajala, S., Peltonen, M., Rauramaa, R., Stigsdotter-Neely, A., Strandberg, T., Tuomilehto, J., Soininen, H., ... Kivipelto, M. (2015). A 2-year multidomain intervention of diet, exercise, cognitive training, and vascular risk monitoring versus control to prevent cognitive decline in at-risk elderly people (FINGER): a randomised controlled trial. Lancet (London, England), 385(9984), 2255–2263. https://doi.org/10.1016/S0140-6736(15)60461-5

45 Rosenberg, A., Ngandu, T., Rusanen, M., Antikainen, R., Bäckman, L., Havulinna, S., Hänninen, T., Laatikainen, T., Lehtisalo, J., Levälahti, E., Lindström, J., Paajanen, T., Peltonen, M., Soininen, H., Stigsdotter-Neely, A., Strandberg, T., Tuomilehto, J., Solomon, A., & Kivipelto, M. (2018). Multidomain lifestyle intervention benefits a large elderly population at risk for cognitive decline and dementia regardless of baseline characteristics: The FINGER trial. Alzheimer's & dementia: the journal of the Alzheimer's Association, 14(3), 263–270. https://doi.org/10.1016/j.jalz.2017.09.006

46 Pisetsky D. S. (2023). Pathogenesis of autoimmune disease. Nature reviews. Nephrology, 19(8), 509–524. https://doi.org/10.1038/s41581-023-00720-1

47 Choi, I. Y., Lee, C., & Longo, V. D. (2017). Nutrition and fasting mimicking diets in the prevention and treatment of autoimmune diseases and immunosenescence. Molecular and cellular endocrinology, 455, 4–12. https://doi.org/10.1016/j.mce.2017.01.042

48 Choi, I. Y., Piccio, L., Childress, P., Bollman, B., Ghosh, A., Brandhorst, S., Suarez, J., Michalsen, A., Cross, A. H., Morgan, T. E., Wei, M., Paul, F., Bock, M., & Longo, V. D. (2016). A Diet Mimicking Fasting Promotes Regeneration and Reduces Autoimmunity and Multiple Sclerosis Symptoms. Cell reports, 15(10), 2136–2146. https://doi.org/10.1016/j.celrep.2016.05.009

49 Choi, I. Y., Piccio, L., Childress, P., Bollman, B., Ghosh, A., Brandhorst, S., Suarez, J., Michalsen, A., Cross, A. H., Morgan, T. E., Wei, M., Paul, F., Bock, M., & Longo, V. D. (2016). A Diet Mimicking Fasting Promotes Regeneration and Reduces Autoimmunity and Multiple Sclerosis Symptoms. Cell reports, 15(10), 2136–2146. https://doi.org/10.1016/j.celrep.2016.05.009

50 Cheng, C. W., Villani, V., Buono, R., Wei, M., Kumar, S., Yilmaz, O. H., Cohen, P., Sneddon, J. B., Perin, L., & Longo, V. D. (2017). Fasting-Mimicking Diet Promotes Ngn3-Driven β-Cell Regeneration to Reverse Diabetes. Cell, 168(5), 775–788.e12. https://doi.org/10.1016/j.cell.2017.01.040

51 Wei, M., Brandhorst, S., Shelehchi, M., Mirzaei, H., Cheng, C. W., Budniak, J., Groshen, S., Mack, W. J., Guen, E., Di Biase, S., Cohen, P., Morgan, T. E., Dorff, T., Hong, K., Michalsen, A., Laviano, A., & Longo, V. D. (2017). Fasting-mimicking diet and markers/risk factors for aging, diabetes, cancer, and cardiovascular disease. Science translational medicine, 9(377), eaai8700. https://doi.org/10.1126/scitranslmed.aai8700

52 Levine, M. E., Suarez, J. A., Brandhorst, S., Balasubramanian, P., Cheng, C. W., Madia, F., Fontana, L., Mirisola, M. G., Guevara-Aguirre, J., Wan, J., Passarino, G., Kennedy, B. K., Wei, M., Cohen, P., Crimmins, E. M., & Longo, V. D. (2014). Low protein intake is associated with a major reduction in IGF-1, cancer, and overall mortality in the 65 and younger but not older population. Cell metabolism, 19(3), 407–417. https://doi.org/10.1016/j.cmet.2014.02.006

53 Schairer, C., McCarty, C. A., Isaacs, C., Sue, L. Y., Pollak, M. N., Berg, C. D., & Ziegler, R. G. (2010). Circulating insulin-like growth factor (IGF)-I and IGF binding protein (IGFBP)-3 levels and postmenopausal breast cancer risk in the prostate, lung, colorectal, and ovarian cancer screening trial (PLCO) cohort. Hormones & cancer, 1(2), 100–111. https://doi.org/10.1007/s12672-010-0013-y

54 Rahmani, J., Montesanto, A., Giovannucci, E., Zand, H., Barati, M., Kopchick, J. J., Mirisola, M. G., Lagani, V., Bawadi, H., Vardavas, R., Laviano, A., Christensen, K., Passarino, G., & Longo, V. D. (2022). Association between IGF-1 levels ranges and all-cause mortality: A meta-analysis. Aging cell, 21(2), e13540. https://doi.org/10.1111/acel.13540

55 Di Biase, S., Lee, C., Brandhorst, S., Manes, B., Buono, R., Cheng, C. W., Cacciottolo, M., Martin-Montalvo, A., de Cabo, R., Wei, M., Morgan, T. E., & Longo, V. D. (2016). Fasting-Mimicking Diet Reduces HO-1 to Promote T Cell-Mediated Tumor Cytotoxicity. Cancer cell, 30(1), 136–146. https://doi.org/10.1016/j.ccell.2016.06.005

56 Wei, M., Brandhorst, S., Shelehchi, M., Mirzaei, H., Cheng, C. W., Budniak, J., Groshen, S., Mack, W. J., Guen, E., Di Biase, S., Cohen, P., Morgan, T. E., Dorff, T., Hong, K., Michalsen, A., Laviano, A., & Longo, V. D. (2017). Fasting-mimicking diet and markers/risk factors for aging, diabetes, cancer, and cardiovascular disease. Science translational medicine, 9(377), eaai8700. https://doi.org/10.1126/scitranslmed.aai8700

57 Weiner, L. M., & Lotze, M. T. (2012). Tumor-cell death, autophagy, and immunity. The New England journal of medicine, 366(12), 1156–1158. https://doi.org/10.1056/NEJMcibr1114526

58 Il Cancro a Digiuno, Valter Longo, Vallardi Editore, 2021.

59 Bauersfeld, S. P., Kessler, C. S., Wischnewsky, M., Jaensch, A., Steckhan, N., Stange, R., Kunz, B., Brückner, B., Sehouli, J., & Michalsen, A. (2018). The effects of short-term fasting on quality of life and tolerance to chemotherapy in patients with breast and ovarian cancer: a randomized cross-over pilot study. BMC cancer, 18(1), 476. https://

doi.org/10.1186/s12885-018-4353-2

60 de Groot, S., Lugtenberg, R. T., Cohen, D., Welters, M. J. P., Ehsan, I., Vreeswijk, M. P. G., Smit, V. T. H. B. M., de Graaf, H., Heijns, J. B., Portielje, J. E. A., van de Wouw, A. J., Imholz, A. L. T., Kessels, L. W., Vrijaldenhoven, S., Baars, A., Kranenbarg, E. M., Carpentier, M. D., Putter, H., van der Hoeven, J. J. M., Nortier, J. W. R., ... Dutch Breast Cancer Research Group (BOOG) (2020). Fasting mimicking diet as an adjunct to neoadjuvant chemotherapy for breast cancer in the multicentre randomized phase 2 DIRECT trial. Nature communications, 11(1), 3083. https://doi.org/10.1038/s41467-020-16138-3

61 Valdemarin, F., Caffa, I., Persia, A., Cremonini, A. L., Ferrando, L., Tagliafico, L., Tagliafico, A., Guijarro, A., Carbone, F., Ministrini, S., Bertolotto, M., Becherini, P., Bonfiglio, T., Giannotti, C., Khalifa, A., Ghanem, M., Cea, M., Sucameli, M., Murialdo, R., Barbero, V., ... Nencioni, A. (2021). Safety and Feasibility of Fasting-Mimicking Diet and Effects on Nutritional Status and Circulating Metabolic and Inflammatory Factors in Cancer Patients Undergoing Active Treatment. Cancers, 13(16), 4013. https://doi.org/10.3390/cancers13164013

62 Ligorio, F., Lobefaro, R., Fucà, G., Provenzano, L., Zanenga, L., Nasca, V., Sposetti, C., Salvadori, G., Ficchì, A., Franza, A., Martinetti, A., Sottotetti, E., Formisano, B., Depretto, C., Scaperrotta, G., Belfiore, A., Vingiani, A., Ferraris, C., Pruneri, G., de Braud, F., ... Vernieri, C. (2023). Adding fasting-mimicking diet to first-line carboplatin-based chemotherapy is associated with better overall survival in advanced triple-negative breast cancer patients: A subanalysis of the NCT03340935 trial. International journal of cancer, 10.1002/ijc.34701. Advance online publication. https://doi.org/10.1002/ijc.34701

63 Ligorio, F., Fucà, G., Provenzano, L., Lobefaro, R., Zanenga, L., Vingiani, A., Belfiore, A., Lorenzoni, A., Alessi, A., Pruneri, G., de Braud, F., & Vernieri, C. (2022). Exceptional tumour responses to fasting-mimicking diet combined with standard anticancer therapies: A sub-analysis of the NCT03340935 trial. European journal of cancer (Oxford, England: 1990), 172, 300–310. https://doi.org/10.1016/j.ejca.2022.05.046

64 Ligorio, F., Lobefaro, R., Fucà, G., Provenzano, L., Zanenga, L., Nasca, V., Sposetti, C., Salvadori, G., Ficchì, A., Franza, A., Martinetti, A., Sottotetti, E., Formisano, B., Depretto, C., Scaperrotta, G., Belfiore, A., Vingiani, A., Ferraris, C., Pruneri, G., de Braud, F., ... Vernieri, C. (2023). Adding fasting-mimicking diet to first-line carboplatin-based chemotherapy is associated with better overall surviv-

al in advanced triple-negative breast cancer patients: A subanalysis of the NCT03340935 trial. International journal of cancer, 10.1002/ijc.34701. Advance online publication. https://doi.org/10.1002/ijc.34701

65 https://www.epicentro.iss.it/diabete/ aggiornato a novembre 2023

66 https://www.humanitas.it/malattie/diabete/ aggiornato a novembre 2023

67 Brandhorst, S., Choi, I. Y., Wei, M., Cheng, C. W., Sedrakyan, S., Navarrete, G., Dubeau, L., Yap, L. P., Park, R., Vinciguerra, M., Di Biase, S., Mirzaei, H., Mirisola, M. G., Childress, P., Ji, L., Groshen, S., Penna, F., Odetti, P., Perin, L., Conti, P. S., ... Longo, V. D. (2015). A Periodic Diet that Mimics Fasting Promotes Multi-System Regeneration, Enhanced Cognitive Performance, and Healthspan. Cell metabolism, 22(1), 86–99. https://doi.org/10.1016/j.cmet.2015.05.012

68 Cheng, C. W., Villani, V., Buono, R., Wei, M., Kumar, S., Yilmaz, O. H., Cohen, P., Sneddon, J. B., Perin, L., & Longo, V. D. (2017). Fasting-Mimicking Diet Promotes Ngn3-Driven β-Cell Regeneration to Reverse Diabetes. Cell, 168(5), 775–788.e12. https://doi.org/10.1016/j.cell.2017.01.040

69 Wei, M., Brandhorst, S., Shelehchi, M., Mirzaei, H., Cheng, C. W., Budniak, J., Groshen, S., Mack, W. J., Guen, E., Di Biase, S., Cohen, P., Morgan, T. E., Dorff, T., Hong, K., Michalsen, A., Laviano, A., & Longo, V. D. (2017). Fasting-mimicking diet and markers/risk factors for aging, diabetes, cancer, and cardiovascular disease. Science translational medicine, 9(377), eaai8700. https://doi.org/10.1126/scitranslmed.aai8700

70 Guevara-Aguirre, J., Balasubramanian, P., Guevara-Aguirre, M., Wei, M., Madia, F., Cheng, C. W., Hwang, D., Martin-Montalvo, A., Saavedra, J., Ingles, S., de Cabo, R., Cohen, P., & Longo, V. D. (2011). Growth hormone receptor deficiency is associated with a major reduction in pro-aging signaling, cancer, and diabetes in humans. Science translational medicine, 3(70), 70ra13. https://doi.org/10.1126/scitranslmed.3001845

71 van den Burg, E. L., Schoonakker, M. P., van Peet, P. G., van den Akker-van Marle, M. E., Willems van Dijk, K., Longo, V. D., Lamb, H. J., Numans, M. E., & Pijl, H. (2020). Fasting in diabetes treatment (FIT) trial: study protocol for a randomised, controlled, assessor-blinded intervention trial on the effects of intermittent use of a fasting-mimicking diet in patients with type 2 diabetes. BMC endocrine disorders, 20(1), 94. https://doi.org/10.1186/s12902-020-00576-7

72 Mattison, J. A., Colman, R. J., Beasley, T. M., Allison, D. B., Kemnitz, J. W., Roth, G. S., Ingram, D. K., Weindruch, R., de Cabo, R., & Anderson, R. M. (2017). Caloric restriction improves health and survival of rhesus monkeys. Nature communications, 8, 14063. https://doi.org/10.1038/ncomms14063

73 Mattison, J. A., Roth, G. S., Beasley, T. M., Tilmont, E. M., Handy, A. M., Herbert, R. L., Longo, D. L., Allison, D. B., Young, J. E., Bryant, M., Barnard, D., Ward, W. F., Qi, W., Ingram, D. K., & de Cabo, R. (2012). Impact of caloric restriction on health and survival in rhesus monkeys from the NIA study. Nature, 489(7415), 318–321. https://doi.org/10.1038/nature11432

74 Mishra, A., Mirzaei, H., Guidi, N., Vinciguerra, M., Mouton, A., Linardic, M., Rappa, F., Barone, R., Navarrete, G., Wei, M., Brandhorst, S., Di Biase, S., Morgan, T. E., Ram Kumar, S., Conti, P. S., Pellegrini, M., Bernier, M., de Cabo, R., & Longo, V. D. (2021). Fasting-mimicking diet prevents high-fat diet effect on cardiometabolic risk and lifespan. Nature metabolism, 3(10), 1342–1356. https://doi.org/10.1038/s42255-021-00469-6

75 Mishra, A., & Longo, V. D. (2022). Fasting and Fasting Mimicking Diets in Obesity and Cardiometabolic Disease Prevention and Treatment. Physical medicine and rehabilitation clinics of North America, 33(3), 699–717. https://doi.org/10.1016/j.pmr.2022.04.009

76 Wei, M., Brandhorst, S., Shelehchi, M., Mirzaei, H., Cheng, C. W., Budniak, J., Groshen, S., Mack, W. J., Guen, E., Di Biase, S., Cohen, P., Morgan, T. E., Dorff, T., Hong, K., Michalsen, A., Laviano, A., & Longo, V. D. (2017). Fasting-mimicking diet and markers/risk factors for aging, diabetes, cancer, and cardiovascular disease. Science translational medicine, 9(377), eaai8700. https://doi.org/10.1126/scitranslmed.aai8700